Souha Hannachi
Khaoula Saadani
Rym Abid

Brucelose osteoarticular

Souha Hannachi
Khaoula Saadani
Rym Abid

Brucelose osteoarticular

ScienciaScripts

Imprint

Cover image: www.ingimage.com

This book is a translation from the original published under ISBN 978-620-6-70793-6.

Publisher:
Sciencia Scripts
is a trademark of
Dodo Books Indian Ocean Ltd. and OmniScriptum S.R.L publishing group

120 High Road, East Finchley, London, N2 9ED, United Kingdom
Str. Armeneasca 28/1, office 1, Chisinau MD-2012, Republic of Moldova, Europe
Printed at: see last page
ISBN: 978-620-7-68289-8

Introdução

A brucelose, historicamente conhecida como "febre de Malta", "doença melitocócica" ou "febre ondulante mediterrânica", é uma das antropozoonoses mais difundidas no mundo (1). A sua incidência mundial está estimada em 500 000 casos humanos por ano (2).

As Brucella são pequenos coccobacilos intracelulares, aeróbios, gram-negativos, não móveis e não formadores de esporos que só se podem reproduzir intracelularmente(3).

O reservatório é animal, afectando principalmente as espécies pecuárias. Existem oito espécies principais: *B. abortus, B. melitensis, B. suis, B. ovis, B. canis, B. neotomae, B. cetaceae e B. pinnipediae.*

As espécies mais importantes para os seres humanos são *B. melitensis, B. abortus e B. suis*, que partilham mais de 90% de identidade de sequência.

A B. melitensis é a espécie mais virulenta, responsável pelas infecções mais graves.

Epidemiologicamente, a brucelose tornou-se rara nos países desenvolvidos, graças a uma política rigorosa de rastreio e erradicação da doença animal, nomeadamente através da vacinação e do abate dos animais infectados. No entanto, continua a ser endémica na maioria dos países subdesenvolvidos, nomeadamente na bacia mediterrânica, no Médio Oriente, na Ásia Ocidental, em África e na América Latina, onde causa grandes perdas económicas e representa uma séria ameaça para a saúde humana(2,3,6-8).

Na Tunísia, a brucelose é uma doença de declaração obrigatória. A vigilância epidemiológica é organizada pelo Departamento de Cuidados Sanitários de Base (DSSB), sob a direção do Ministério da Saúde e do Ministério da Agricultura (5). A doença é endémica, sobretudo no centro-oeste e no sul da Tunísia. Antes de 1989, a endemicidade era baixa. De facto, o número médio de casos notificados por ano era de 5. A flexibilização das medidas preventivas e a introdução de animais infectados provenientes de países vizinhos estiveram na origem da epidemia de 1991-1992, que atingiu mais de 500 casos nas regiões do sudoeste(6). Desde que o governo introduziu a vacinação dos pequenos ruminantes (ovinos e bovinos), a incidência da doença estabilizou até 2013. Desde então, tem-se registado um aumento gradual da incidência, de 0,14 casos/100 000 habitantes para 0,99 casos/100 000 habitantes em 2018, o que representa um aumento de mais de 7 vezes. A incidência anual mais elevada de brucelose humana foi registada em 2017, com 1,13 casos/100 000 habitantes (10).

A brucelose pode ser transmitida direta ou indiretamente aos seres humanos. Na maioria dos casos, a transmissão é indireta, através da cadeia alimentar, após a ingestão de leite cru ou dos seus derivados (especialmente queijo fresco) de animais infectados. O leite de vaca, ovelha, cabra, búfala e camelo são os principais produtos alimentares utilizados para transmitir *a Brucella quando* consumidos crus. Este modo de transmissão é considerado a principal via de contaminação tanto em zonas urbanas como rurais.

Os seres humanos também podem ser diretamente infectados através do contacto com animais infectados, principalmente através da via mucocutânea e, raramente, através da via respiratória após a inalação de poeiras infectadas. A contaminação sexual ou transplacentária é excecional.

A contaminação mucocutânea é mais comum em zonas rurais e entre pessoas com exposição profissional. Afecta as pessoas que manipulam os produtos de abortos ou o nascimento de animais infectados(7).

A brucelose é considerada um risco profissional para as pessoas que trabalham no sector da pecuária. Estas pessoas entram em contacto com sangue, placenta, fetos e secreções uterinas e correm um maior risco de contrair a doença. Este modo de transmissão afecta principalmente agricultores, talhantes, caçadores, veterinários e pessoal de laboratório.

Como os seres humanos são hospedeiros secundários ou acidentais, não há transmissão entre seres humanos.

Clinicamente, a brucelose humana é uma doença multissistémica que provoca septicemia através do sistema linfático, com manifestações clínicas extremamente polimorfas e inespecíficas. Após um período de incubação silencioso, em média de 15 dias, os primeiros sintomas da fase aguda surgem geralmente de forma gradual. Os sintomas incluem astenia persistente, dor de cabeça, febre ondulante tipicamente associada a suores noturnos profusos e dores musculares e articulares. O exame clínico é frequentemente normal, embora possam ser encontradas hepatomegalia, esplenomegalia e pequenas adenopatias(8,9).

A doença evolui então para uma fase focal marcada pelo aparecimento de sítios secundários, principalmente osteoarticulares, neuromeníngeos ou cardíacos. São ainda possíveis outras localizações hepatoesplénicas ou genitais. A forma crónica, definida por uma evolução prolongada que dura mais de um ano, é responsável por astenia física, intelectual e sexual(3,10-12).

A brucelose humana é uma doença multissistémica com um amplo espetro de manifestações clínicas que pode levar a um atraso no diagnóstico e no tratamento, com um risco acrescido de desenvolvimento de complicações(13,14).

O objetivo do nosso trabalho foi o de estudar as características epidemiológicas, clínicas, microbiológicas e terapêuticas da brucelose osteoarticular.

Métodos

1. Tipo de estudo:

Este foi um estudo descritivo, retrospetivo, observacional e de centro único realizado no Departamento de Doenças Infecciosas do Hôpital Militaire Principal d'Instruction de Tunis em pacientes com brucelose em todas as formas clínicas durante um período de 15 anos, de janeiro de 2008 a dezembro de 2022.

2. População:

A fim de obter uma população homogénea e minimizar potenciais vieses, estabelecemos critérios de inclusão, não inclusão e exclusão.

2.1 Critérios de inclusão:

Incluímos todos os doentes com 18 anos de idade hospitalizados por brucelose osteoarticular:

- Um contexto epidemiológico sugestivo de origem brucélica:

Consumo de produtos lácteos não pasteurizados, participação em parição ou ordenha, mastite ou aborto no efetivo ou uma ocupação de alto risco.

- Uma história clínica sugestiva de brucelose septicémica aguda (BSA), focal ou crónica.

- Nas formas focais, as imagens confirmam a focalização.

- E confirmação microbiológica por:

- Isolamento de *Brucella* spp. de hemoculturas ou outras amostras biológicas (fluido articular, pus de abcessos, etc.) e/ou

- Serologia positiva da brucelose: teste de Rosa Bengala (RB) ou seroaglutinação de Wright (SW)

2.2 Critérios de não-inclusão:

Doentes que não tiveram confirmação microbiológica de brucelose.

Doentes com outra forma clínica de brucelose (brucelose aguda, brucelose focal noutro órgão ou brucelose crónica).

2.3 Critérios de exclusão:

Excluímos todos os doentes para os quais os dados disponíveis foram considerados insuficientes ou que perderam o seguimento antes de completarem as investigações e/ou o tratamento terapêutico.

3. Realização do estudo:

A principal fonte de dados foi o conteúdo dos registos médicos, as cartas de transferência.

Os dados recolhidos foram registados numa ficha de tratamento de dados baseada em estudos recentes da literatura (Anexo 1).

4. Definição de variáveis e instrumentos de medição:

4.1 Estudo epidemiológico:

Os diferentes parâmetros avaliados foram

- A idade do doente aquando do diagnóstico;
- género e origem geográfica;
- a profissão;
- Co-morbilidades e antecedentes;
- Factores de risco e circunstâncias predisponentes: consumo de leite cru não pasteurizado e seus derivados, participação no parto e/ou na ordenha do rebanho;
- O motivo de admissão, o tempo de consulta e de diagnóstico e a duração do internamento;
- Sinais funcionais e físicos: febre, sudação, artralgia, mialgia, arrepios, ciática, dor na coluna, dor na anca, dor nas nádegas, problemas neurológicos, astenia, anorexia, perda de peso, hepatomegalia, esplenomegalia, adenopatia, orquite, problemas comportamentais, síndrome meníngea;
- A forma clínica escolhida e o local da forma focal.

4.2 Testes adicionais:

4.2.1 Testes biológicos de rotina:

-Hemograma (CBC),

-Transaminases,

-Marcadores de colestase,

-Ureia/creatinina,

-Ionograma,

-Proteína total/albumina,

-Proteína C-reactiva (PCR), velocidade de sedimentação (VS).

4.2.2 Testes microbiológicos:

-Culturas de sangue,

-Serologia da brucelose [teste do Rosa de Bengala (RB) e serodiagnóstico de Wright (SW)].

-Imunofluorescência indireta (IFI)

-Reação em cadeia da polimerase (PCR) em fluidos biológicos (fluidos articulares, pus, etc.).

4.2.3 Exames radiológicos:

Radiografias normais,

-Tomografia computorizada (TC)

-Ressonância magnética (MRI)

-Ultra-sons dos tecidos moles

4.3 Parâmetros terapêuticos:

4.3.1 Tratamento com antibióticos:

Especificámos as moléculas prescritas, a dosagem e o modo de administração, essencialmente de acordo com a forma clínica. Para além disso, foi necessário um tratamento adjuvante em vários casos.

4.3.2 Tratamento adjuvante:

O tratamento adjuvante, incluindo terapia com corticosteróides, anticoagulação curativa ou preventiva ou imobilização, foi registado neste estudo.

4.3.3 Duração do tratamento:

Registámos a duração do tratamento. Esta variou consoante a forma clínica do doente, o local e o terreno.

Foram registados o cumprimento e a tolerância clínica e biológica do tratamento.

4.3.4 Tratamento cirúrgico:

Especificámos os tipos e as indicações de tratamento cirúrgico para determinados pacientes.

4.4 Curso clínico:

4.4.1 Duração do internamento hospitalar:

A duração do internamento foi contada em dias, desde a admissão do doente até à sua alta.

4.4.2 Complicações e progressão da doença:

Procurámos qualquer descompensação de um defeito ou o aparecimento de uma complicação secundária à infeção, como o aparecimento de uma perturbação neurológica ou a descompensação de um defeito.

A cura da brucelose é geralmente determinada pela ausência de sintomas clínicos, pela normalização dos marcadores inflamatórios nas análises ao sangue e pela ausência de progressão das lesões radiológicas.

A persistência da dor ou de qualquer tipo de défice no final do tratamento constitui uma sequela.

Uma recaída da brucelose é geralmente definida pelo reaparecimento de sintomas clínicos sugestivos da doença ou pelo reisolamento da *Brucella a* partir do segundo mês ou após o fim do tratamento inicial.

O insucesso do tratamento foi definido como a persistência ou agravamento dos sintomas ou sinais da doença após 1 mês de tratamento.

4.4.3 Mortalidade:

Para os doentes que morreram durante o período de acompanhamento, especificámos as causas de morte e a sobrevivência estimada dos doentes.

5. Estudo estatístico:

A informação foi recolhida utilizando o Excel (Microsoft, EUA)

A análise estatística foi efectuada com recurso ao software SPSS versão 22.0 (IBM company; Chicago, Illinois).

Efectuámos uma descrição global de cada variável, calculando a frequência para as variáveis qualitativas e a média, o desvio-padrão e a mediana para as variáveis quantitativas.

6. Pesquisa bibliográfica

Pesquisámos referências bibliográficas utilizando as bases de dados Medline, PubMed e ScienceDirect. As palavras-chave utilizadas foram:

Em francês: brucellose, zoonose, épidémiologie, *Brucella,* spondylodiscite, sacro-iliite.

Em inglês:brucellosis, zoonosis, epidemiology, *Brucella,* spondylodiscitis, sacroiliitis.

Utilizando o sistema de referências associadas, alargámos a nossa pesquisa e foram recolhidas outras referências bibliográficas.

7. Considerações éticas

Durante este trabalho, desde a recolha de informação até à sua discussão, tivemos o cuidado de preservar o anonimato e a confidencialidade dos dados.

Declaramos que não existem conflitos de interesse neste trabalho.

1. Estudo epidemiológico:

Durante o período de estudo de 15 anos, registámos 113 casos de brucelose humana em todas as formas clínicas. Registaram-se 30 casos de brucelose osteoarticular, representando 88,23% dos casos de brucelose focal e 26,54% de todos os casos de brucelose. O envolvimento da coluna vertebral foi o mais frequente (22 casos de espondilodiscite, ou seja, 73,3% dos casos), seguido do envolvimento sacro-ilíaco em 5 casos. Registaram-se três casos de artrite periférica (Figura 1).

O rácio entre os sexos foi de 1,72, com uma idade média de 52 anos [31-78].

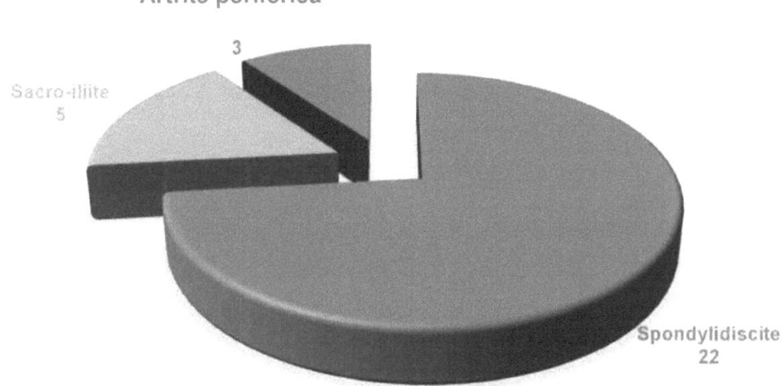

Figura 1: Distribuição dos doentes por tipo de lesão articular

No caso da espondilodiscite, os doentes eram 13 homens e 9 mulheres, com um rácio de sexo de 1,44 e uma idade média de 56 anos [31-71].

Cinco doentes desenvolveram EI. Quatro eram homens e um era mulher, com uma média de idade de 35 anos [18-62].

A EI foi unilateral em todos os casos, esquerda em três e direita em dois.

Foram registados três casos de artrite periférica. Havia 2 homens e uma mulher, o que dá um rácio de sexo de 2, com uma idade média de 28 anos [26-31 anos].

2. Factores de risco de infeção:

2.1. Profissões de risco

A exposição profissional foi registada em 25 doentes (22,1%). Os agricultores e os criadores de gado foram as profissões de maior risco (Quadro I).

Tabela I: Distribuição profissional dos doentes tratados para a brucelose humana

2.2. Contacto com o gado, participação no parto e/ou na ordenha

Profissão	Número	Percentagem (%)
Agricultor, trabalhador agrícola	8	32
Criador e comerciante de gado	6	24
Talhante	3	12
Vendedor de produtos lácteos frescos	2	8
Veterinária	4	16
Técnico num laboratório de bacteriologia	2	8
Total	25	100

O contacto com animais de criação foi referido por 15 doentes. O contacto foi principalmente com caprinos, seguido de ovinos e bovinos. Destes doentes, 7 estavam envolvidos no parto e/ou na ordenha do rebanho sem proteção. Foram notificados abortos no efetivo por 5 doentes. Não foram registados casos de mastite no rebanho.

2.3. Consumo de leite cru e/ou seus derivados

O consumo de produtos lácteos e/ou derivados não pasteurizados (ricota, soro de leite, requeijão) foi procurado em todos os doentes. Estava presente em 28 deles.

3. Origem geográfica:

Procurou-se a origem rural ou urbana de todos os doentes. Vinte doentes eram de origem rural, principalmente das regiões do noroeste da Tunísia.

4. História pessoal e familiar

Três doentes tinham uma história familiar de brucelose: um tinha brucelose aguda e dois tinham DBP induzida por brucelose.

Dez doentes apresentavam um ou mais defeitos associados. Estes eram principalmente diabetes (n=8), hipertensão arterial (n=9) e dislipidemia (n=4).

5. Motivo da admissão

O motivo de hospitalização foi a dor febril na coluna em 17 casos, a pialgia febril em cinco casos, a artromialgia febril em cinco casos e, finalmente, a dor febril na anca num caso.

6. Período de consulta

O tempo médio desde o início dos sintomas até à hospitalização foi de 87 dias [15-403 dias].

7. Duração do internamento hospitalar

A duração média da hospitalização foi de 29 dias [1-177 dias].

8. Modo de arranque

O início foi gradual em 27 casos (90%) e abrupto nos restantes.

9. Sinais funcionais

Todos os doentes hospitalizados apresentavam sinais funcionais.

9.1. Sinais gerais

A febre foi registada por 22 doentes (73,3%). A sudação foi referida por 18 doentes (60%). Os principais sinais gerais estão resumidos no Quadro II.

Tabela II: Principais sinais gerais relatados pelos 30 pacientes hospitalizados por brucelose osteoarticular

Sintomas	Número	Percentagem (%)
Febre	22	73,33
Transpiração	18	60
Artralgia	15	50
Mialgias	9	30
Astenia	18	60
Anorexia	22	73,3
Perda de peso	25	83,3
Dores de cabeça	3	10

9.2. Sinais osteoarticulares

Vinte doentes tinham dores na coluna vertebral (90,9%), 52% das quais eram inflamatórias. Estas dores da coluna vertebral eram principalmente lombares em 11 casos. Dois doentes apresentavam dores nos glúteos.

Estas dores osteoarticulares estavam associadas a uma dor ciática em 7 casos. A dor ciática acompanhava a raiz L5 em 5 casos e a S1 em 2 casos.

Cinco doentes apresentavam claudicação. A localização da dor na coluna vertebral está resumida no Quadro III.

Tabela III: Localização da dor na coluna vertebral nos 22 doentes hospitalizados por espondilodiscite por brucelose

Localização da dor na coluna	Número de pacientes
Cervical	1
Dorsal	1
Dorso-lombar	4
Lombar	11
Lombossacral	2
Sacré	1

Os cinco doentes com sacroiliíte apresentavam pialgia unilateral. Os dois doentes com coxite brucélica à esquerda tinham dores na anca e o doente com artrite brucélica do joelho tinha impotência total do membro em causa.

9.3. Sinais neurológicos

Quatro dos doentes com BOA apresentavam um ou mais sinais neurológicos associados (Tabela IV).

Tabela IV: Sinais neurológicos relatados por quatro dos 30 pacientes hospitalizados por brucelose osteoarticular

Sinais neurológicos	Número de casos
Perturbações motoras	
Défice motor nos membros inferiores	2
Perturbações sensoriais	
Parestesia dos membros	4
Nevralgia cérvico-braquial	1
Perturbações dos esfíncteres	
Incontinência urinária	1

10. Exame físico

Todos os doentes apresentavam pelo menos um ou mais sinais físicos. A febre foi a anomalia mais frequente observada em 16 dos doentes com BOA. Hepatomegalia e esplenomegalia foram observadas em seis e cinco doentes, respetivamente. Dois doentes apresentavam adenopatia associada.

10.1. Exame osteoarticular

A dor à percussão dos processos espinhosos da coluna vertebral e a contratura dos músculos paraespinhais foram as anomalias do exame osteoarticular mais frequentes nos doentes com DBP brucélica (Tabela V).

Tabela V: Dados do exame osteoarticular de 22 pacientes hospitalizados por espondilodiscite por brucelose

Sinais de exame osteoarticular	Número de casos
Dor por pressão na coluna vertebral	14
Dor durante a manobra de afastamento das asas ilíacas	4
Dor durante a mobilização da anca	4
Contração dos músculos paravertebrais lombares	11
Contratura dos músculos paravertebrais dorsais	1

Os dados do exame osteoarticular dos cinco pacientes com sacroiliíte estão resumidos na Tabela VI.

Tabela VI: Dados do exame osteoarticular dos cinco doentes hospitalizados devido a sacroiliíte por brucelose

Sinais de exame osteoarticular	Número de casos
Dor aquando da manobra de aproximação e afastamento das asas ilíacas	5
Dor à mobilização da anca direita	3
Dor à palpação dos processos espinhosos da coluna lombar	1
Dor à pressão local na região sacro-ilíaca	4
Contração dos músculos paravertebrais lombares	1

O exame osteoarticular dos três doentes com artrite periférica por brucelose revelou principalmente dor à mobilização das articulações afectadas (Quadro VII).

Tabela VII: Dados do exame osteoarticular dos três doentes com artrite periférica de origem brucélica

Sinais de exame osteoarticular	Número de casos
Dor ao movimentar o joelho	1
Dor durante a mobilização da anca	2
Derrame articular do joelho	1
Dor ao mover a anca para dentro e para fora	2

10.2. Exame neurológico

Foram observadas perturbações neurológicas em três doentes: perturbações motoras em dois, perturbações sensoriais num e perturbações esfincterianas num (Quadro VIII).

Tabela VIII: Perturbações neurológicas em três dos 30 doentes hospitalizados por brucelose focal

Doente	Problemas de edição	Perturbações sensoriais	Perturbações dos esfíncteres
N°1	Monoparesia inferior direita	Hipoestesia inferior direita	
N°2	Monoparesia inferior esquerda		
N°3			Hipotonia do esfíncter anal

11. Diagnóstico biológico

11.1. Testes laboratoriais de referência

11.1.1. Contagem sanguínea

Foi efectuado um hemograma em todos os casos. Foi observada anemia em 14 doentes, 9 dos quais tinham anemia normocítica normocrómica. Os principais resultados do hemograma estão resumidos no Quadro IX.

Tabela IX: Dados do hemograma de 30 doentes hospitalizados com brucelose ostcoarticular

Anemia	**14**
Normocromo normocítico	9
Normocromo microcítico	1
Hipocromia microcítica	3
Hipocromia normocítica	1
Glóbulos brancos	
Leucopénia	2
Hiperleucocitose	3
Inserções	
Trombocitopenia	2
Trombocitose	2

11.1.2. Síndrome inflamatória biológica

A VS foi medida em 28 pacientes. Estava acelerada em 26 casos (92,8%) [16128 mm/h]. A PCR foi medida em 30 doentes. Foi positiva em 22 casos (73,3%) [9-211mg/l].

11.1.3. Outras anomalias biológicas

Foram pedidas transaminases em todos os doentes. Quatro doentes apresentaram citólise hepática. A citólise era três vezes normal em dois casos e cinco vezes normal nos outros dois.

A bilirrubina total foi pedida em 23 doentes e estava elevada em dois casos. A YGT e a PAL foram medidas em 22 doentes. Seis doentes tinham YGT elevada e 17 doentes tinham PAL elevada. Nenhum doente apresentava uma perturbação iónica ou insuficiência renal.

11.2. Diagnóstico de certeza

O tempo médio para o diagnóstico, desde o início dos sintomas até à confirmação microbiológica, foi de 62 dias [4-449 dias].

11.2.1. Cultura de sangue

Foram efectuadas hemoculturas em 13 doentes (43,33%): uma única hemocultura em três casos, duas hemoculturas em três casos, três hemoculturas em seis casos e quatro hemoculturas num caso. Cinco doentes apresentaram resultados positivos para *Brucella* spp.

11.2.2. Serologias

A RB foi efectuada em 27 doentes e foi positiva em todos os casos. A SW foi efectuada em 22 doentes e foi positiva em todos os casos. Dos oito doentes em que a SW não foi efectuada, três tinham um RB e uma IFI positivos. Os outros cinco doentes tinham uma cultura de sangue positiva para *Brucella spp.*

A IFI foi efectuada em nove doentes e foi positiva em oito casos.

12. Dados de imagiologia

12.1. Radiografias normais

A radiografia da coluna vertebral foi efectuada em 26 doentes (86,7%) e era patológica em 17 casos (65,38%).

O pinçamento do disco foi a lesão mais comum, ocorrendo em 11 casos (64,7%). Os diferentes tipos de lesões estão resumidos na Tabela X.

Tabela X: Dados radiológicos da coluna vertebral de 26 dos 30 doentes hospitalizados com brucelose osteoarticular

Sinais radiológicos	Número de casos
Patológico	**17**
Discos comprimidos	11
Erosão das placas vertebrais	3
Osteófitos	1
Osteocondensação subcondral	1
Liquidação	1
Normal	**9**

O envolvimento da coluna lombar foi predominante (n=9), seguido da charneira lombossacra (n=3), depois da coluna dorsolombar (n=3), da coluna dorsal (n=1) e finalmente da coluna cervical (n=1) (Tabela XI).

Tabela XI: Topografias das lesões disco-vertebrais observadas nas radiografias normais em 17 dos 30 doentes hospitalizados por brucelose osteoarticular

Piso atingido	Número de casos
C4-C5	1
D8-D9	1
D12-L1	3
L3-L4	3
L4-L5	**6**
L5-S1	3
Total	**17**

Foram efectuadas radiografias da pélvis em cinco doentes. Em quatro casos, a radiografia era patológica. Em dois casos, verificou-se um beliscão da linha sacro-ilíaca, num caso um alargamento da linha sacro-ilíaca e num caso um esbatimento da linha sacro-ilíaca.

Foram efectuadas radiografias do joelho em três dos nossos doentes. Não se registaram anomalias.

12.2. Ecografia das articulações

Foram realizadas ecografias da anca esquerda em dois doentes, que revelaram um espessamento sinovial significativo associado a derrame intra-articular em ambos.

Foi realizada uma ecografia do joelho num único doente, que mostrou uma fina camada de derrame articular.

12.3. Tomografia computorizada da coluna vertebral/pélvica

Foram efectuadas tomografias computorizadas da coluna vertebral em 14 doentes (46,6%). Em todos os casos, o resultado foi favorável à DPS (Tabela XII).

Tabela XII: Tipos de lesões observadas nas tomografias computorizadas da coluna vertebral em 14 dos 30 doentes internados por brucelose osteoarticular

Sinais radiológicos	Número de casos
Patológico	**14**
Discos comprimidos	7
Erosão/geodes	14
Compressão da medula espinal	2
Osteocondensação subcondral	1
Abcesso do psoas	1
Não efectuado	**16**

O nível lombar foi o mais afetado (9 casos), particularmente o nível L4-L5 (n=7), seguido da charneira lombossacra (n=4). O envolvimento foi unifocal em todos os casos. A topografia das lesões disco-vertebrais encontra-se resumida na Tabela XIII.

Tabela XIII: Topografias das lesões disco-vertebrais observadas nas tomografias computorizadas da coluna vertebral em 14 dos 30 doentes internados com brucelose osteoarticular.

Piso atingido	Número de casos
D12-L1	1
L3-L4	2
L4-L5	**7**
L5-S1	4
Total	**14**

A SI esquerda foi observada em dois casos e a SI direita em três casos.

12.4. Ressonância magnética da coluna vertebral

Vinte e dois doentes foram submetidos a RMN da coluna vertebral e um doente a RMN pélvica. A RM da coluna vertebral foi patológica em todos os casos.

A ressonância magnética da pélvis revelou uma EI infecciosa não complicada.

Os diferentes tipos de lesões observadas na RM da coluna vertebral estão ilustrados no Quadro XIV.

Tabela XIV: Diferentes tipos de lesões observadas na RM da coluna vertebral

Anomalias na ressonância magnética	Número de casos
Patológico	**22**
Epidurite	8
Espessamento dos tecidos moles	4
Abcesso do psoas	1
Compressão da medula espinal	2
Compressão da raiz	1
Erosão da coluna vertebral	22

A RM confirmou o envolvimento predominante da coluna lombar (n=12) com predomínio do nível L4-L5 (n=8) seguido da charneira lombossacra (n=4) (Tabela XV).

Tabela XV: Topografias das lesões disco-vertebrais observadas na ressonância magnética nos 22 pacientes com DPS

Piso atingido	Número de casos
C4-C5	1
D8-D9	1
D10-D11	1
D12-L1	3
L3-L4	4
L4-L5	8
L5-S1	4
Total	**22**

13. Tratamento

13.1. Terapia antibiótica

Todos os doentes receberam terapêutica antibiótica anti-brucelulósica. A terapêutica dupla foi utilizada em 24 casos e a terapêutica tripla em seis. A terapêutica combinada mais frequentemente prescrita foi a rifampicina e a doxiciclina (n=20). A terapêutica tripla envolveu cotrimoxazol para além dos dois fármacos padrão anti-brucelulose. A duração média do tratamento foi de 285 dias [45-550 dias].

Dos trinta doentes, cinco apresentaram reacções adversas ao tratamento com antibrucelular (Tabela XVI).

Tabela XVI: Reacções adversas ao tratamento anti-brucelose nos 30 doentes hospitalizados por brucelose osteoarticular

Efeito indesejável	Número	Molécula suspeita
Clínica		
Vómitos	1	Rifampicina oral + Doxiciclina
Epigastralgia	2	Rifampicina oral
Toxidermia	1	Doxiciclina
Biologia		
Citólise hepática	2	Rifampicina oral

13.2. Terapia com corticosteróides

A terapêutica com corticosteróides foi indicada em onze casos. As indicações foram as seguintes: epidurite (n=7), síndroma espinal incapacitante (n=2), compressão radicular (n=1) e compressão da medula espinal (n=1).

Em 8 doentes, a dexametasona foi utilizada como tratamento intravenoso de primeira linha numa dose de 0,4 mg/kg/dia, seguida de prednisona. Nos restantes três doentes, a prednisona 60 mg/d foi utilizada como tratamento de primeira linha.

A duração média da terapêutica com corticosteróides foi de 66 dias [13-180 dias].

13.3. Imobilização

A imobilização da coluna vertebral foi indicada em sete casos. Cinco casos foram imobilizados com um espartilho de gesso, um com um cinto lombar e um com um colar cervical.

13.4. Tratamento cirúrgico

Dois doentes foram submetidos a laminectomia descompressiva e um doente foi submetido a um achatamento cirúrgico de um abcesso do psoas.

A cirurgia foi indicada no caso de coxite por brucelose (lavagem da articulação com sinovectomia).

13.5. Reabilitação funcional

Cinco doentes receberam fisioterapia motora, tendo quatro deles progredido bem.

13.6. Tratamento anti-tuberculose

O tratamento anti-tuberculose foi combinado com o tratamento anti-brucela num dos nossos doentes. Este tratamento foi prescrito após a descoberta de um granuloma epitelioide e giganto-celular com necrose caseosa numa peça de laminectomia. Esta cirurgia foi indicada como uma emergência após a descoberta de uma compressão da medula espinhal complicando um SPD de dobradiça dorsolombar. O doente apresentava um RB e um SW fortemente positivos. Tratava-se de uma combinação de brucelose e tuberculose. Para além do tratamento anti-brucelose (tomado durante 6 meses), o doente recebeu uma terapêutica anti-tuberculose quádrupla durante 2 meses, seguida de uma terapêutica dupla durante um total de 13 meses. A evolução foi favorável.

14. Evolução

Quatro doentes perderam o seguimento antes do final do tratamento. O resultado foi favorável, sem sequelas em 20 doentes. Cinco doentes ficaram com sequelas no final do tratamento e um doente faleceu antes do início do tratamento.

14.1. Curso clínico

A apirexia foi atingida após uma média de 8 dias [3-72 dias]. As dores na coluna vertebral e nas nádegas desapareceram progressivamente após uma média de 23 dias [6-82 dias].

14.2. Evolução biológica

Foi realizado um hemograma de controlo em dez casos. O tempo médio para um hemograma normal foi de 47 dias [9-85 dias]. Foi realizada uma VS de controlo em sete casos após uma média de 75 dias [25-185 dias] e foi normal. A PCR de controlo foi realizada em 13 casos após uma média de 93 dias [18-240 dias] e foi normal.

14.3. Evolução radiológica

Foi realizada uma radiografia da coluna vertebral de controlo em dois casos. Revelou uma osteofitose escalonada em ambos os casos.

Foram efectuadas tomografias computorizadas da coluna vertebral no final do tratamento em cinco doentes. Revelaram erosões das placas terminais vertebrais em quatro casos e osteólise vertebral num caso.

Sequelas da remodelação da articulação sacroilíaca direita num caso.

Foi efectuada uma RMN da coluna vertebral no final do tratamento em 15 doentes. Destes, nove doentes apresentaram uma RM de controlo normal e seis doentes mantiveram anomalias de sinal nas vértebras afectadas.

14.4. Efeitos secundários

Cinco doentes ficaram com sequelas como dores difusas na coluna (n=1), dores na coluna com ciática (n=1), radiculalgia (n=2) e dificuldades na marcha (n=1).

Discussão

1. Dados epidemiológicos

1.1. Frequência no mundo

A brucelose é uma antropozoonose de distribuição mundial, que constitui um verdadeiro problema económico e de saúde pública em certos países em desenvolvimento. Em todo o mundo, são registados 500 000 novos casos por ano(2,17-19).

A incidência da brucelose varia consideravelmente de região para região. Na América do Norte e na Europa Ocidental, as taxas de brucelose são relativamente baixas, com menos de 0,1 casos por 100.000 habitantes. Em contrapartida, na América Latina Central e do Sul e em partes do Sudeste da Europa, as taxas são mais moderadas, variando de 3,5 a 35 casos por 100.000 habitantes. Em algumas partes da Ásia e do Médio Oriente, a brucelose é endémica, com estimativas superiores a 250 casos por 100 000 habitantes (20,21).

A Organização Mundial de Saúde (OMS) classifica a brucelose como uma das "sete zoonoses endémicas negligenciadas", sublinhando a sua importância enquanto doença transmitida dos animais para o homem (22).

É importante notar que a distribuição geográfica da brucelose está em constante mudança, com o aparecimento de novos focos ou a reemergência da doença. Esta evolução deve-se a factores sanitários, socioeconómicos e políticos, bem como ao aumento das viagens internacionais. Foram observados novos surtos de brucelose humana, em especial na Ásia Central, enquanto a situação se está a agravar rapidamente em certos países do Médio Oriente(23).

A incidência da brucelose humana varia em todo o mundo, com números impressionantes em algumas regiões. Por exemplo, a Síria tem uma das taxas de incidência mais elevadas, com 1.603,4 casos por 1.000.000 de habitantes, seguida de perto pela Mongólia, com 391,0 casos por 1.000.000 de habitantes, e pelo Tajiquistão, com 211,9 casos por 1.000.000 de habitantes (24).

Além disso, a doença ainda está presente, com tendências variáveis, tanto nos países europeus como nos Estados Unidos. O conhecimento deste novo mapa global da brucelose humana permitirá que as organizações internacionais de saúde pública tomem medidas adequadas (14,25).

No entanto, a brucelose humana continua a ser endémica em regiões específicas da bacia mediterrânica, do Médio Oriente, da Ásia Ocidental, de África e da América Latina. No entanto, é importante notar que a sua verdadeira incidência é frequentemente subestimada (26,27).

Na Europa, a brucelose continua a ser endémica em certos países como a Grécia, Portugal, Espanha e Itália, variando entre 0,14 e 0,87 casos confirmados/100 000 habitantes(28,29). Na Grécia, por exemplo, foram registadas taxas de 4 (30) e 32 casos (31) por 100 000 pessoas-ano, respetivamente, nas zonas ocidental e central.

Em França, por exemplo, a brucelose é uma doença de declaração obrigatória e a sua incidência atual é inferior a 0,1 casos por 100 000 habitantes, o que se traduz em menos de 50 casos notificados anualmente ao Institut de Veille Sanitaire(32).

Oito países europeus foram oficialmente declarados indemnes de brucelose pela União Europeia, incluindo a República de Chipre, a Estónia, a Hungria, a Islândia, a Letónia, a Lituânia, o Luxemburgo e Malta(14,33).

Nos Estados Unidos, embora todos os anos sejam notificados 100 a 200 casos de brucelose humana, estima-se que a incidência real seja 5 a 12 vezes superior, em especial nos condados situados a menos de 100 km da fronteira mexicana, onde a incidência da doença é significativamente mais elevada (0,18 em comparação com 0,02)(21).

A brucelose continua a ser endémica em países da América Central e do Sul, como o México, a Argentina e o Brasil(34-36).

Na Ásia, países como o Quirguizistão e o Azerbaijão estão a registar elevadas incidências de brucelose (37,38). Na China, o número de casos aumentou consideravelmente ao longo dos anos, com um pico de 35 816 casos em 2009, quase o dobro do número em 2005 (39,40).

Na África subsariana, embora existam poucos estudos e estatísticas disponíveis, foram registadas incidências elevadas no Níger, Chade, Etiópia e Tanzânia (41-44).

Na região do Magrebe, que inclui Marrocos, a Argélia e a Tunísia, a brucelose continua a ser um problema grave, uma vez que a infeção dos animais continua a não ser controlada e, consequentemente, a transmissão aos seres humanos continua a ocorrer com demasiada frequência, apesar das várias estratégias programáticas postas em prática para combater a doença. A doença é endémica na região, mas registou surtos epidémicos na última década. A brucelose é mal diagnosticada, sendo os aspectos enganadores da sua sintomatologia polimórfica e a inadequação ou indisponibilidade de recursos de diagnóstico as principais razões para este facto. Apesar disso, tem sido identificado um número crescente de casos de brucelose desde que foi sistematicamente investigada pela primeira vez numa variedade de situações clínicas e durante inquéritos de rastreio efectuados em populações de risco e/ou que vivem nas imediações de um surto detectado de brucelose animal. Nos países do Magrebe, a brucelose é de notificação obrigatória nos termos da legislação sanitária e é também uma doença profissional indemnizável (45).

A Organização Mundial de Saúde (OMS) declarou que a incidência da brucelose humana nos países do Magrebe é subestimada por um fator de 10 a 25 (46).

Em Marrocos, entre 2002 e 2019, foram notificados 314 casos prováveis ou confirmados de brucelose humana (19).

Na Argélia, a província de Tébessa registou um total de 13.670 casos de brucelose humana entre 2000 e 2020. A taxa de incidência anual da doença variou de 30,9 (em 2013) a 246,7 (em 2005) por 100.000 habitantes (2)

De entre as espécies de Brucella, as mais importantes em termos de risco para o ser humano são a *B. melitensis*, que é a mais virulenta e invasiva, seguida da *B. suis*, da B. *abortus* e, por último, da *B. canis*. Estas espécies têm a capacidade de contaminar os seres humanos e causar doenças(23,47,48).

1.2. Na Tunísia

Na Tunísia, a brucelose humana é uma doença de declaração obrigatória e a sua vigilância é gerida pela Direction de la Santé Scolaire et Universitaire (DSSB) sob a supervisão do Ministério da Saúde Pública (49-51).

Antes de 1989, a incidência da brucelose era baixa, com uma média anual de cerca de 5 casos registados. No entanto, em 1991-1992 surgiu uma epidemia, com mais de 500 casos registados nas regiões do sudoeste. Esta epidemia foi atribuída a medidas preventivas inadequadas e à introdução de animais infectados provenientes de países vizinhos (12).

Ao longo dos anos, a incidência de brucelose humana na Tunísia tem aumentado, atingindo picos nacionais de 1,28, 2,9, 4,35, 8,94 e 9,8 por 100 000 habitantes em 2003, 2011, 2015, 2017 e 2018, respetivamente. A região sudeste do país, em particular, tem um perfil endémico, com um pico de incidência de 10,4 por 100 000 habitantes em 2007(52).

Em 2006, registou-se um novo surto da doença, com 460 casos notificados e, sobretudo, uma epidemia na região da Grande Túnis (87 casos)(6,12).

Os picos de incidência anual mais elevados foram registados em 2007 (63,6), 2011 (48,9) e 2015 (30,8) por 100 000 habitantes no distrito de Gafsa, localizado no sudoeste do país (46).

A província de Gafsa regista o número médio anual mais elevado de casos notificados, com 204 casos por ano.

De acordo com o último relatório da Direction de la Santé Scolaire et Universitaire (DSSB), o número médio de novos casos notificados por ano entre 2011 e 2018 foi de 551,3, com um mínimo de 140 casos registados em 2013 e um máximo de 1169 casos em 2017. Esta variação mostra uma tendência para um aumento do número de casos ao longo dos anos(53,54).

A distribuição geográfica do número total de casos de brucelose humana mostra que a doença é endémica, nomeadamente nas regiões centro-oeste (Gafsa, Kasserine, Gabes, Kairouan) e sul (Gafsa, Kébili, Tozeur, Tataouine). Em contrapartida, as duas províncias do norte e do centro (Jendouba e Mahdia) registaram o menor número de casos, com um máximo de 10 casos entre 2008 e 2017 (53) (figura 2).

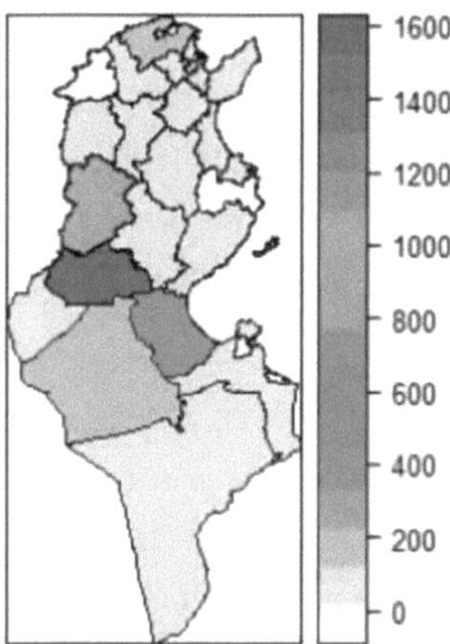

Figura 2: Distribuição geográfica do número total de casos de brucelose humana (2008-2017)(53).

No nosso estudo, observámos um aumento significativo da brucelose nas zonas urbanas em comparação com as zonas rurais, com 53 (46,90%) e 60 (53,1%) casos, respetivamente.

A brucelose está a afetar cada vez mais as zonas urbanas, à semelhança de outros países como a Turquia e o Uganda. Na Tunísia, esta tendência é parcialmente explicada pela deslocação do gado, pela transumância e pelo consumo de produtos contaminados.

de surtos conhecidos. É possível que a subnotificação de casos nas zonas rurais, onde o acesso a consultas e cuidados médicos é mais limitado, contribua para esta observação (55).

Na Tunísia, a brucelose humana ocorre tanto em zonas rurais como urbanas, com predominância das zonas rurais no passado (56).

A contaminação humana resulta geralmente do contacto direto com animais infectados ou com os seus produtos. Na Tunísia, a contaminação digestiva é predominante, o que pode ser atribuído aos hábitos locais de consumo de queijo e leite crus não pasteurizados, bem como a certas práticas de fabrico artesanal (56).

2. Prevalência de lesões nas articulações

Em vários estudos clínicos, a prevalência de BOA variou de 2 a 85%. SI e SPD estão entre as complicações mais comuns da BOA [103]. As articulações sacro-ilíacas são afectadas em até 80% dos doentes, enquanto o envolvimento da coluna vertebral ocorre em aproximadamente 54% dos indivíduos afectados [41,89].

A incidência de DBP entre as formas osteoarticulares difere entre autores e países, e é maior em pacientes mais velhos [105-108]. A incidência da doença parece aumentar com a duração da brucelose e na presença de lesões medulares pré-existentes, sejam elas degenerativas ou relacionadas a traumas [35]. Na nossa série, a idade média dos doentes foi de 56 anos, com extremos que variaram entre os 31 e os 71 anos, o que está de acordo com os dados reportados na literatura.

3. Tipo

Foi registada uma predominância do sexo masculino na maioria das séries, com um rácio de sexo masculino/feminino entre 1,5 e 5,5 (9, 28, 57-61).

É também o caso da nossa série, com um rácio entre os sexos de 1,44.

Vários factores poderiam explicar esta observação. É possível que exista um risco acrescido de exposição entre o pessoal do sexo masculino, dado que as tarefas relacionadas com a criação de gado são frequentemente delegadas nos homens devido à sua experiência neste domínio e à sua capacidade física para realizar estas atividades(62).De acordo com Aloufi e colegas (2016), a maior prevalência de brucelose entre os homens em comparação com as mulheres pode ser parcialmente atribuída ao facto de esta doença estar principalmente ligada a profissões específicas(63).

4. Idade

A brucelose pode ocorrer em qualquer idade. A idade média global para todos os casos combinados é estimada entre 30 e 54 anos nas várias séries da literatura. Por exemplo, num estudo chinês, a idade média era de 44 anos; na Europa, a idade média varia entre 25 e 44 anos (28,40).

Na Tunísia, um estudo realizado no departamento do Hospital Hedi Chaker em Sfax revelou uma idade média entre 46 e 51 anos (64-66), enquanto no Irão a idade média variava entre 26 e 46 anos(9).

O envolvimento da coluna vertebral foi principalmente confinado a indivíduos idosos, como demonstrado pelo estudo efectuado por Koubaa Makram, no qual a idade média para a DPS foi de 51 anos (65). Na nossa série, a idade média foi de 56 anos. No estudo de Ariza et al, a idade média para a SI foi de 34 anos(68) e no nosso estudo foi de 35 anos. A artrite periférica também é observada em indivíduos mais jovens; a idade média para este tipo de doença foi de 30 anos na série de Bosilkovski (69). No nosso estudo, a idade média foi de 28 anos.

Além disso, podem ocorrer variações sazonais devido a factores climáticos. Por exemplo, em regiões onde prevalecem temperaturas mais frias durante uma parte do ano, os animais podem estar mais confinados em espaços interiores, o que pode reduzir o risco de transmissão da brucelose. Por outro lado, durante as estações mais quentes, as actividades ao ar livre e o contacto com os animais podem aumentar, influenciando assim a incidência da doença.

5. Modo de contaminação

As bactérias podem entrar no corpo humano por via oral, cutânea, conjuntival ou aérea (12,32,59,70).

Existem dois tipos principais de contaminação: a contaminação por contacto direto com um ambiente contaminado e a contaminação por ingestão de alimentos (71,72).

A contaminação por contacto direto ocorre de três formas: por penetração cutânea das bactérias (escoriação), através da mucosa digestiva (manipulação) ou por via aérea ou, por vezes, conjuntival (uma simples projeção de bactérias contidas no pó pode ser suficiente para gerar uma infeção) (71,73).

5.1. Contaminação percutânea profissional

Nos seres humanos, a transmissão mucocutânea é possível, uma vez que *a Brucella* pode atravessar a pele saudável após o contacto com animais infectados e, em especial, com produtos de aborto, produtos de parto, excrementos, camas sujas e vísceras não protegidas (74). Por conseguinte, certas profissões estão expostas ao risco de contrair brucelose, como os agricultores, os criadores de gado, os veterinários e o pessoal dos matadouros e dos laboratórios de biologia (12,75-77). Isto faz com que a brucelose seja uma doença profissional de declaração obrigatória em certos países endémicos como a Tunísia, a Espanha e a França (78,79). Dos 40 pacientes com brucelose osteoarticular no estudo de Al Eissa et al, apenas 33% foram infectados percutaneamente por *Brucella* (80). Na série de 251 doentes de Pourbagher et al., trinta e um dos infectados (12,4%) tinham tido contacto direto com animais (ovinos ou bovinos) (81). Vinte e nove eram agricultores (11,6%), quatro trabalhadores de laboratório (1,6%) e dois veterinários (0,8%). Na nossa série, o contacto com animais de criação foi referido por 15 doentes. A exposição profissional foi registada em 25 doentes (22,1%). Os agricultores e os criadores de gado foram os profissionais de maior risco.

5.2. Contaminação digestiva

A contaminação através da ingestão de alimentos é geralmente causada pelo consumo de leite não pasteurizado, produtos derivados do leite ou carne mal cozinhada (22,82-84).

Este modo de contaminação é comum na bacia do Mediterrâneo, no Médio Oriente e na Ásia (85-87). Foi encontrado em 55 casos (61%) no estudo de Zaks e em 79,1% dos casos no estudo de Aktug-Demir(86,88).

O consumo de leite cru e/ou dos seus derivados foi detectado em 28 dos nossos doentes. Este facto deve-se provavelmente aos hábitos alimentares tunisinos de consumo de queijo e de outros produtos lácteos não pasteurizados.

5.3. Outros modos de contaminação

A brucelose pode ser transmitida por via respiratória, através da inalação de poeiras de cama ou de aerossóis contaminados em laboratórios ou matadouros (12,89,90). Em 1982, na Alemanha, foram registados 15 casos de contaminação humana por aerossóis em torno do mesmo efetivo.

Em 1985, 65 pessoas foram contaminadas durante a dissecação de dois úteros de bovinos prenhes numa escola secundária francesa (incluindo 100% dos alunos da turma)(32,91).

Mais raramente, os seres humanos podem ser infectados através da via conjuntival (por contacto direto com as mãos contaminadas ou por aerossol)(12,90,92).

Os casos de transmissão entre humanos são excepcionais: sexual, transplacentária ou pós-transfusional(93-95).

Por vezes, o modo de contaminação não é identificado (96).

6. Repartição mensal dos casos de brucelose

Parece haver um pico sazonal bem definido na literatura sobre a brucelose humana, com um período de risco entre março e abril. Este pico coincide com a primavera e o início do verão, um período em que a criação de vacas está a aumentar, levando a uma maior disponibilidade de leite. Durante este período, as vacas que deram à luz durante a primavera excretam mais *Brucella*, aumentando o risco de contaminação através da manipulação dos animais. Estes resultados estão de acordo com outros estudos, nomeadamente o realizado em Sidi Bel Abbès (97). Além disso, um estudo realizado na wilaya de GUELMA mostrou também um pico sazonal da doença, com um período de risco entre maio e abril (98). Este facto realça a importância de ter em conta estas variações sazonais na vigilância e prevenção da brucelose(40,99-101).

Infelizmente, no contexto do nosso estudo, não nos foi possível obter informações precisas sobre o período exato de contaminação, o que teria permitido uma comparação com os dados da literatura.

7. Tempo de diagnóstico

O início da doença é muitas vezes gradual e os sinais clínicos são inespecíficos, sendo que o doente só consulta um especialista após vários episódios de febre que se resolvem espontaneamente(56,89,102). No caso da DBP brucélica, o tempo para o diagnóstico foi de 160 dias na série de O. Jomaa(105). Este tempo foi de 90 dias na série de Koubaa et al (65). Na nossa série, o tempo médio para o diagnóstico foi de 101 dias, com extremos que variaram de 92 a 227 dias.

Quanto à EI, o tempo para o diagnóstico foi de 45 dias no estudo de Foued Bellazreg (103). No nosso estudo, o tempo médio para o diagnóstico foi de 58 dias para a EI.

8. Modo de arranque

Na literatura, o modo de início foi frequentemente progressivo, com uma frequência de cerca de 72% (109). No nosso estudo, o início foi progressivo em todos os casos.

9. Sinais clínicos

9.1. Espondilodiscite por Brucella

O início é frequentemente insidioso. A dor lombar, muitas vezes de intensidade variável, pode ter um início insidioso e geralmente permite ao doente manter as actividades diárias, embora por vezes possa tornar-se intensa, levando à imobilidade total. Na nossa série, 50% dos nossos doentes sofriam de dores na coluna lombar (n=11).

Esta síndrome dolorosa pode estar associada à irradiação radicular (ciática ou cruralgia), o que pode resultar em impotência funcional. No nosso estudo, 31,81% dos doentes apresentavam dor ciática (n=7).

O exame físico revela frequentemente dor à percussão dos processos espinhosos das vértebras afectadas, bem como contratura dos músculos paraespinhais. De acordo com várias séries de estudos, a dor à percussão pode estar presente em 67% a 100% dos casos, enquanto a contratura muscular varia de 9% a 80% (141).

Os doentes podem também apresentar anomalias da estática vertebral, como uma postura lombar ou cervical antálgica, apagamento da lordose lombar ou mesmo cifose dorsal devido a compressão vertebral(59,142).

A espondilodiscite brucélica caracteriza-se pela sua tendência para ser multifocal, com uma incidência de 10-20% de abcessos paravertebrais, particularmente em casos de diagnóstico tardio.

As complicações neurológicas resultantes da epidurite são possíveis, e parecem ser mais frequentes na região cervical (118,143-145).

A associação de espondilodiscite com hepatoesplenomegalia ou orquite é bastante caraterística. Encontra-se na maioria das séries (Quadro XVII). Na nossa série, cinco doentes tinham uma localização visceral associada.

Tabela XVII: Associação da espondilodiscite com o envolvimento periférico

Autores	País/ano	HPM	SPM	Adenopatia
Bosilkovski(69)	Macedónia (2004)	51,5%	30,1%	31,1%
Aktug-Demir(88)	Turquia (2014)	24,6%	14,1%	1,3%
A nossa série	Tunísia (2023)	13,63%	13,63%	9,09%

O predomínio do sexo masculino é um aspeto frequentemente referido na literatura, com uma razão de sexos superior a 2, como referido por vários autores(142,146). Esta tendência também se verificou na nossa série, embora o rácio entre sexos tenha sido ligeiramente inferior, de 1,44.

No entanto, é importante notar que alguns estudos, como os de Lopes et al. e Samra et al., relataram uma predominância de mulheres em certos casos (147,148).

Em relação à idade, dados da literatura indicam que a espondilodiscite brucélica acomete principalmente homens após a quarta década de vida(142,149,150), e a incidência da doença parece aumentar com a duração da brucelose e na presença de lesões espinhais pré-existentes, sejam elas degenerativas ou relacionadas a traumas(62).

Na nossa série, a idade média dos pacientes foi de 56 anos, com extremos que variaram de 31 a 71 anos, o que está de acordo com os dados relatados na literatura.

As vértebras lombares, particularmente L4-L5, e as vértebras torácicas inferiores são os locais mais frequentemente afectados por esta infeção[111,112]. A dor na coluna lombar e a radiculopatia ciática são as queixas mais comuns dos doentes. Na maioria das vezes, apenas um nível da coluna vertebral é afetado [113]. O envolvimento lombar unifocal foi predominante na nossa série (55%).

9.2. Sacroiliíte brucélica

A sacroiliíte é uma das manifestações mais frequentes de doença articular na brucelose (151-153). De facto, é responsável por 10 a 45% dos sintomas articulares(12,62). É altamente sugestiva desta patologia infecciosa e pode ocorrer na fase aguda ou focal da doença. Na nossa série, o envolvimento sacroilíaco foi observado em cinco dos nossos doentes, representando 14,7% da forma localizada e 16,66% do envolvimento osteoarticular.

O envolvimento da articulação sacro-ilíaca é comum e pode ser responsável por um quarto a metade de todo o envolvimento osteoarticular na brucelose(68,118,135-137,154,155), e na nossa série foi o segundo sítio ósseo mais comum.

A Tabela XVIII mostra a frequência relativa de sacroiliíte na brucelose osteoarticular.

Tabela XVIII: Frequência da brucelose osteoarticular na literatura

Autores	País/ano	Número de casos de brucelose	Localização osteoarticular	Sacroiliíte
Aygen(8)	Turquia (1995)	202	94	57(60,6%)
Andriopoulos(57)	Grécia (2007)	144	60	9 (6%)
Guler et al(156)	Turquia (2014)	370	108	51 (13,7%)
A nossa série	Tunísia (2023)	113	30	5(4,42%)

Os adultos jovens, especialmente os que têm cerca de 30 anos de idade, correm um risco particular de desenvolver sacroiliíte em casos de brucelose (8,103,136,137). No nosso estudo, a idade média era de 35 anos.

Na literatura, o predomínio do sexo masculino é relatado na maioria das séries, o que também é o caso da nossa série. Esta predominância masculina está relacionada com o facto de a doença ser mais frequente nos homens(9,68).

O envolvimento sacroilíaco ocorre geralmente na fase aguda da doença. É quase sempre unilateral e muito sintomático desde o início, embora possa atingir o seu pico em dois a três dias(9). No entanto, alguns estudos na literatura verificaram que o envolvimento bilateral ocorre, como nas séries de Tasova et al e Cordero-Sanchez et al, que encontraram uma elevada taxa de sacroiliíte bilateral em 47% e 60%, respetivamente(157,158).

Quando é unilateral, a sacroiliíte é geralmente direita. Na nossa série, todos os casos eram unilaterais.

O exame físico revela dor quando as asas ilíacas são abertas e aproximadas e quando é aplicada pressão na região glútea. O sinal de Lasègue pode estar presente. A mobilização passiva da anca também pode ser dolorosa. Pode ser observada uma atitude analgésica secundária à rigidez lombar(68).

Na nossa série, a manobra de abertura da asa do ilíaco foi dolorosa em cinco doentes e a mobilização passiva da anca foi dolorosa em três casos. A contratura dos músculos paraespinhais lombares foi encontrada num doente.

9.3. Artrite periférica da brucelose

A artrite periférica é uma complicação frequentemente associada à brucelose, como demonstrado por vários estudos(119,136,160,161). Além disso, é de particular importância devido às suas implicações diagnósticas e ao seu impacto na qualidade de vida dos doentes(162). Pode afetar doentes de todas as idades, como demonstrado em estudos anteriores(69,113,136).

A artrite pode manifestar-se de diferentes formas, incluindo monoarticular, oligoarticular ou poliarticular(12,163), acompanhada de dor e inchaço da zona afetada, sobretudo na fase aguda (154,155,164,165).

De acordo com os estudos efectuados por Tasova et al. e Bosilkovski et al. a frequência da monoartrite representa aproximadamente 70,6% dos casos, enquanto a poliartrite representa 29,4% dos casos, em cada uma destas duas séries (69, 119).

A incidência de artrite induzida por Brucella varia consideravelmente, de 3% a 77%, de acordo com vários estudos (155,159).

As grandes articulações, como o joelho e a anca, são as articulações periféricas mais frequentemente afectadas, embora os tornozelos, os ombros, os punhos e os cotovelos também o sejam, com frequências respectivas de 4,5%, 1,8% e 3,6% na série de Ibero et al (154).

Outras localizações mais raras podem ser afectadas: esternoclavicular, acromiclavicular(69,154,163), temporomandibular, metacarpofalângica e interfalângica(9,119,136,140,161,166-168).Na nossa série não foram encontradas lesões deste tipo.

Estas artrites ocorrem geralmente durante a fase aguda da doença, mas também podem ocorrer durante uma recaída. Embora a febre e os sinais gerais sejam comuns, a artrite pode ocorrer de forma isolada (118). O grau de inchaço e de dor articular é variável, muitas vezes intenso. O derrame articular é geralmente detetável. A inflamação das articulações é frequentemente menos intensa do que na artrite séptica piogénica: a vermelhidão e o calor locais significativos são raros. Podem ser observadas complicações locais, como a rutura do quisto poplíteo(118).

Na nossa série, dois doentes apresentavam uma forma de coxite brucélica, enquanto outro doente apresentava artrite brucélica do joelho.

Foram descritas na literatura várias formas de artrite periférica (Quadro XIX).

Tabela XIX: Frequência de artrite periférica por brucelose na literatura

	Geyik(163)	**Aydin(169)**	**Bosilkovski(69)**
Artrite periférica	**106**	**103**	**119**
Joelho	**23 (21%)**	**27 (26%)**	**38 (31,9%)**
Ombro	**6 (6%)**	**31 (31%)**	**13 (10,9%)**
Cavilha	**8 (7%)**	**10 (10%)**	**29 (24,4%)**
Anca	**61 (58%)**	**11 (11%)**	**46 (38,6%)**
Cotovelo	**4 (4%)**	**2 (2%)**	**6 (5%)**
Articulação esternoclavicular	**2 (2%)**	**8 (8%)**	**10 (8,4%)**

10. Diagnóstico biológico

10.1. Testes de orientação não específicos

10.1.1. Contagem sanguínea

Os indicadores biológicos da brucelose são geralmente inespecíficos. No hemograma, observam-se tipicamente leucopenia, anemia e trombocitopenia(56,114,207,208). No estudo de Crosby, a anemia foi observada em 74% dos doentes, a leucopenia em 45%, a neutropenia em 21%, a linfopenia em 63% e a trombocitopenia em 39,5% (209).

A pancitopenia também foi documentada na literatura, com taxas de prevalência que variam de 4,5% a 29% (209).

10.1.2. Velocidade de sedimentação e proteína C-reactiva

A síndrome inflamatória biológica é moderada a franca, com um aumento, nomeadamente, da proteína C-reactiva (PCR) sérica e da VS(89,208,210).

O aumento da VS é comum, embora não sistemático, e permanece normal ou ligeiramente elevado numa pequena percentagem de doentes. Especialmente nas fases avançadas da doença localizada, como a espondilodiscite por brucelose, a VS pode permanecer dentro dos limites normais(118).

10.2. Diagnóstico bacteriológico

O diagnóstico de confirmação da brucelose baseia-se na cultura bem sucedida de *Brucella* (89,110). A serologia é utilizada principalmente quando a cultura não é bem sucedida ou não foi efectuada. No entanto, é de notar que a serologia apresenta um grande desafio em termos de especificidade, devido à frequência de falsos positivos devido a reacções serológicas cruzadas. Por outro lado, as técnicas de amplificação de genes são de interesse definitivo, embora tenham uma sensibilidade limitada, particularmente nos casos em que a cultura falha(89).

10.2.1. Hemoculturas

O isolamento de Brucella em cultura continua a ser o método de eleição para a confirmação categórica de um caso de brucelose. Em caso de suspeita de brucelose, é essencial informar o laboratório da necessidade de efetuar culturas de amostras patológicas, uma vez que as bactérias têm determinados requisitos específicos. Estas exigências incluem a utilização de meios de cultura enriquecidos com sangue, a manutenção de uma temperatura óptima de 34-37°C, a criação de uma atmosfera enriquecida com 10% de CO2 para a *B. abortus e o* prolongamento do tempo de incubação das culturas(12,89,223).

As culturas de *Brucella* devem ser manuseadas num laboratório de nível 3 de biossegurança devido ao elevado risco de contaminação do pessoal do laboratório(89).

A sensibilidade das culturas de sangue varia consoante a fase da brucelose. Atinge níveis elevados (70-80%) durante a fase aguda da doença, particularmente em casos de septicemia. No entanto, esta sensibilidade diminui consideravelmente (20-45%) nas formas localizadas da doença, e a cultura raramente se torna positiva na fase crónica. É essencial efetuar a cultura no prazo de 15 dias após o início dos sintomas clínicos para maximizar as hipóteses de um resultado positivo(89,224-226).

Para além deste período inicial, a sensibilidade da cultura diminui significativamente, especialmente se o doente já tiver sido tratado com antibióticos, como Sabri observou em 2018 [202]. A PCR (reação em cadeia da polimerase) é uma alternativa possível, embora não esteja sistematicamente disponível em todos os laboratórios. É particularmente valiosa nos casos em que já foram administrados antibióticos, oferecendo maior especificidade do que os testes serológicos na fase aguda da doença, como Maurin observou em 2005 e Sabri em 2018(89,225).

A literatura médica mostra variações na percentagem de hemoculturas positivas de um estudo para outro. Na série de Bozgeyik e Turunc (58,227), as hemoculturas foram positivas em 41% a 56% dos casos de DBP.

Recomenda-se a realização de um mínimo de três hemoculturas, ou mesmo até seis, antes de iniciar qualquer tratamento com antibióticos, para garantir uma maior sensibilidade de diagnóstico.

Na nossa série, foram efectuadas hemoculturas em 13 doentes, tendo sido positivas em cinco deles.

10.2.2. Procurar pinças noutras amostras

As amostras recolhidas incluem punções articulares, biópsias sinoviais e aspirados de pus de locais infectados, como abcessos paravertebrais ou abcessos do psoas, etc. Estas técnicas permitem isolar *a Brucella* e confirmar o diagnóstico, mesmo quando as hemoculturas não são conclusivas. No entanto, é essencial notar que a sensibilidade destes métodos pode variar consoante a fase da doença e a administração prévia de antibióticos. No entanto, é de salientar que a sensibilidade destas culturas é geralmente limitada(12,89).

10.2.3. Diagnóstico serológico

A brucelose é uma das poucas doenças bacterianas em que se dá prioridade à serologia, devido às dificuldades na deteção da *Brucella* através da cultura de sangue. èmeA Ig M aparece primeiro e é detectada a partir de 10 dias após o início clínico da doença. A IgG é depois detetável e os títulos das duas classes (IgM e IgG) aumentam em conjunto durante a fase aguda da doença. O nível de IgG torna-se então predominante, especialmente nas últimas fases da infeção aguda. Na fase crónica, a IgM desaparece enquanto a IgG persiste. É importante salientar, no entanto, que não é possível diferenciar a fase da doença pela natureza dos anticorpos, uma vez que a cinética das diferentes classes de anticorpos não é absoluta e varia de um indivíduo para outro.

10.2.3.1. seroaglutinação de Wright

O método SAW (Wright Sero-Agglutination) foi o primeiro método serológico descrito e continua a ser o mais utilizado na prática clínica. É também recomendado pela OMS devido à sua normalização(89). Esta técnica detecta anticorpos Ig G e Ig M contra a *Brucella.* èmeOs resultados tornam-se positivos precocemente, em média cerca de 12 dias após o início dos sintomas (geralmente entre 7 e 15 dias), depois estes anticorpos tendem a diminuir rapidamente em caso de recuperação. Um título mínimo significativo é geralmente definido como 1/80 (correspondente a 100 unidades internacionais)(12,89). A PSA é um método fiável para o diagnóstico da brucelose aguda, mas a sua positividade pode ser inconsistente em casos de brucelose subaguda focal (223,232). Além disso, em alguns indivíduos, a presença de anticorpos inibitórios pode levar a resultados falso-negativos.

Na nossa série, a SW foi efectuada e foi positiva em todos os casos.

10.2.3.2. Teste Rosa de Bengala

Trata-se de uma reação de aglutinação rápida e fácil de detetar. É muito sensível e muito específica. Detecta principalmente anticorpos do tipo IgG, o que significa que pode dar resultados positivos ligeiramente mais tarde do que o teste de serodiagnóstico de Wright, mas permanece positivo durante um período mais longo(12).

Um resultado positivo é geralmente considerado como sendo superior a 25 UI/mL. Devido à sua especificidade, sensibilidade e simplicidade, este teste é normalmente utilizado em inquéritos epidemiológicos como um meio eficaz de rastreio. No entanto, para um diagnóstico positivo ou para a vigilância da brucelose, recomenda-se que os resultados sejam confirmados através de outros testes complementares(89,208,234,235).

Em numerosos estudos, a serologia da brucelose (EAT e/ou SAW) é positiva em 100% dos casos de brucelose osteoarticular(58,132,236).

No nosso estudo, a RB foi efectuada em todos os doentes e foi positiva em todos os casos.

10.2.3.3. Imunofluorescência indireta

A vantagem deste método reside no facto de identificar as várias classes de imunoglobulinas. A IFI permite identificar as várias classes de anticorpos, IgM, IgG e IgA, e é altamente sensível e específica (215,237).

Torna-se positivo cerca de dez dias após a SAW, atinge níveis muito elevados e mantém-se positivo durante vários anos. Por conseguinte, pode ser muito útil para o rastreio crónico da doença(109,238).

Na brucelose crónica, a IFI dá frequentemente um resultado positivo igual ou superior a 80, sendo a negatividade completa a exceção (aproximadamente 15% dos casos)(239).

10.2.3.4. A reação de fixação do complemento

A reação de fixação do complemento, difícil de realizar e pouco sensível, foi abandonada em favor de técnicas de deteção de anticorpos por imunofluorescência indireta(240).

A técnica ELISA é altamente sensível e específica, mas a vasta gama de antigénios utilizados limita a sua normalização e comercialização(241).

Esta técnica não foi utilizada no nosso estudo.

10.2.3.5. Técnicas de amplificação de genes

Esta técnica é particularmente útil quando a administração prévia de antibióticos impede o isolamento da Brucella. Esta técnica permite um diagnóstico mais rápido (em 24 horas) do que as hemoculturas durante a fase aguda da septicemia, através da deteção do ADN da Brucella no sangue ou no soro (244).

Na nossa série, não utilizámos esta técnica.

Para casos localizados de brucelose, a deteção do ADN da Brucella a partir de pus ou de várias amostras de biopsia é mais sensível do que a cultura. A maioria dos testes atualmente disponíveis são específicos do género e não podem determinar a espécie envolvida (12,215,237).

Esta técnica não foi utilizada no nosso estudo.

11. Imagiologia

11.1. Imagiologia na brucelose osteoarticular

11.1.1. Radiografia padrão

A imagiologia desempenha um papel essencial no diagnóstico da brucelose osteoarticular. A radiografia normal é frequentemente o exame inicial efectuado quando se suspeita de brucelose. O tempo médio entre o início dos sintomas e a primeira radiografia é de aproximadamente 2 a 5 meses.

A radiografia padrão, que é frequentemente prescrita em primeiro lugar, inclui vistas frontais e laterais centradas na zona dolorosa. No entanto, é de salientar que esta radiografia inicial é muitas vezes inconclusiva nas fases iniciais da infeção, devido ao intervalo de tempo entre o início dos sintomas clínicos e o aparecimento de sinais radiológicos. A destruição óssea deve atingir pelo menos 35% a 40% antes de ser detetável nas radiografias (57,123,245,246).

A destruição óssea caraterística não aparece durante 2 a 3 semanas, ou mesmo durante vários meses. Consequentemente, uma radiografia padrão inicial com um aspeto normal não exclui o diagnóstico de espondilodiscite infecciosa. O impacto discal, um sinal precoce e consistente, é detectado em 90-100% dos casos em muitas séries clínicas. Este impacto discal é frequentemente anterolateral nas fases iniciais, progredindo posteriormente para um envolvimento global. A sua deteção requer uma medição comparativa com os discos adjacentes(55,247,248).

As lesões destrutivas das placas vertebrais ocorrem após o início do impacto discal ou podem ser concomitantes a ele. Inicialmente, esta destruição é discreta, manifestando-se por uma simples desmineralização e um aspeto turvo. Ocasionalmente, progride para uma destruição completa envolvendo duas placas vertebrais adjacentes. Esta observação foi corroborada pelos resultados de duas séries tunisinas conduzidas por Gueddiche Fatma e Hamza F(215,237), tendo esta apresentação radiológica sido observada em 22,9% e 45,71% dos casos, respetivamente. No nosso estudo, foram efectuadas radiografias à coluna vertebral em 26 doentes (86,66%), sendo patológicas em 18 casos (69,23%).

Os primeiros sinais de reconstrução podem ser observados sob a forma de osteófitos.

No caso da SI, a deteção radiológica demora cerca de 3 a 4 semanas. As alterações observadas são comparáveis às de outras sacroiliítes infecciosas(109,240). Nas fases iniciais, pode observar-se um alargamento do espaço articular, com contornos esbatidos e irregulares e o aparecimento de mordidelas nas margens articulares. Numa fase mais avançada, o espaço articular parece alargado, acompanhado de uma perda de densidade óssea periarticular, que reforça a impressão de alargamento(118). As margens articulares tornam-se irregulares, criando por vezes uma configuração de "selo postal"(109,163,249). Estas anomalias podem ser segmentares, afectando apenas uma parte da articulação. Podem também estar presentes erosões, principalmente na parte inferior da articulação ilíaca e por vezes na barbatana sacral. Gradualmente, desenvolve-se uma condensação óssea ao longo dos bordos da articulação sacro-ilíaca. Embora raramente seja relatado, pode por vezes ser observado sequestro ósseo(109).

Numa série de 9 casos de sacroiliíte brucélica, Gueddiche F observou radiografias normais em três casos (42,85%), pinçamento da linha sacro-ilíaca em dois casos (50%), alargamento da linha sacro-ilíaca num caso (25%) e borrão da linha sacro-ilíaca num caso (25%).

Numa série de 63 casos de sacroiliíte brucélica, J Ariza e colaboradores(68) observaram radiografias normais em 13 casos (20,6%), imprecisão dos contornos das margens em 42 casos (67,7%), alargamento da interlinha em 20 casos (31,7%), erosões em dez casos (15,9%), estreitamento da interlinha em oito casos (12,7%) e densificação óssea em dois casos.

No caso da artrite periférica, mais especificamente da artrite coxofemoral, as manifestações radiológicas só se tornam evidentes no final do primeiro mês. O primeiro sinal observado é a desmineralização, que afecta a cabeça do fémur e/ou o acetábulo. Esta desmineralização pode ser homogénea ou microgeodésica e pode estender-se até ao colo do fémur. No final do segundo mês, tornam-se visíveis irregularidades parciais dos contornos ósseos, por vezes acompanhadas de verdadeiras erosões, localizadas principalmente no acetábulo(109,215,237).

11.1.2. Tomografia computorizada

A tomografia computorizada (TC) permite uma melhor visualização das placas terminais vertebrais, permitindo a deteção precoce de erosões ainda discretas (250). É particularmente útil para o diagnóstico de infecções na região lombar, mostrando uma diminuição da densidade do disco, frequentemente associada a lesões ósseas. A TC tem também a vantagem de mapear as lesões com grande precisão. Permite uma exploração pormenorizada das lesões dos tecidos moles, quer sejam difusas ou periféricas. Para além de visualizar as lesões ósseas, a TC é eficaz na deteção e caraterização de eventuais abcessos dos tecidos moles paravertebrais, como os abcessos do psoas. Esta capacidade de mapeamento detalhado das lesões e de exploração dos tecidos circundantes faz da TC uma ferramenta essencial para avaliar a extensão da infeção e planear o tratamento adequado(251,252).

No entanto, a informação fornecida pela TAC varia consoante a região examinada. Na região lombar, é essencial para o diagnóstico positivo e a avaliação das lesões ósseas e dos abcessos paravertebrais. Na região dorsal, revela pormenores que não são visíveis nas radiografias normais, nomeadamente imagens gasosas em lesões ósseas, e facilita as punções disco-vertebrais. Finalmente, na região cervical, pode ser utilizada para determinar a extensão exacta da infeção(215,249).

Em suma, a TC desempenha um papel crucial no diagnóstico precoce das lesões da coluna vertebral relacionadas com a brucelose, particularmente na região lombar, e orienta os procedimentos de intervenção, além de fornecer informações valiosas sobre a extensão das infecções e abcessos paravertebrais.

A TC também pode ser utilizada para avaliar o envolvimento sacro-ilíaco. Pode mostrar sinais de inflamação, desmineralização ou erosão das articulações sacroilíacas. Pode ajudar a diferenciar as lesões inflamatórias da sacroiliíte brucélica de outras causas de sacroiliíte, como a espondilite anquilosante. Permite uma visualização mais pormenorizada da região pélvica do que a radiografia normal(228,252,253).

No entanto, a sua eficácia na investigação da lesão epidural e do seu impacto neurológico, bem como na monitorização durante o tratamento, é menos significativa do que a da RM (251,254).

Numa série de 19 casos de SI por Hanen Abid, as tomografias computorizadas em 13 casos mostraram abcessos de tecidos moles em 8 casos (61,53%) e sequestro ósseo em 2 casos (15,38%)(255).

Na nossa série, foram efectuadas tomografias computorizadas da coluna vertebral em 15 doentes (50%). Em 11 casos (73,33%), o exame foi patológico.

As anomalias mais frequentes foram: impacto discal (n=9), erosões/geodos (n=4), osteólise (n=1), condensação das placas vertebrais (n=1) e abcesso do psoas (n=1).

11.1.3. Imagem por ressonância magnética

A RMN da coluna vertebral é o exame preferido para o diagnóstico de espondilodiscite. Após as radiografias normais, é a primeira abordagem imagiológica recomendada em casos de suspeita de SPD (256). Permite a exploração de toda a coluna vertebral, possibilitando a deteção precoce de alterações de sinal nos corpos ou discos vertebrais, bem como a presença de colecções paravertebrais, epidurais ou intradiscais (257,258), e a avaliação do risco de compressão medular. É o exame mais sensível (96%) e específico (93%) para esta patologia(259-261).

No caso da sacroiliíte infecciosa, a RM é o exame de diagnóstico de eleição (262,263). Revela uma diminuição do sinal T1 e um aumento do sinal T2 na articulação sacroilíaca, no osso subcondral, no sacro, no osso ilíaco e no músculo psoas(228,264).

Catorze doentes foram submetidos a RMN da coluna vertebral e quatro a RMN pélvica. A RM foi patológica em 12 casos (66,66%), associada a uma EI infecciosa sem complicações em dois casos.

12. Tratamento

12.1. Terapia com antibióticos

A base do tratamento curativo da brucelose é a terapia antibiótica, com o objetivo de curar a doença e prevenir complicações e recaídas(12). Está bem estabelecido que a utilização de um único ciclo de antibióticos e/ou uma curta duração do tratamento está associada a uma elevada taxa de insucesso terapêutico ou de recaída aquando da interrupção do tratamento, o que foi recentemente confirmado, em especial no que se refere à utilização de cefalosporinas de terceira geração ou de fluoroquinolonas em monoterapia (56,274,275-277).

O protocolo recomendado pela OMS, e também adotado pela Tunísia, consiste numa terapia dupla, cujas moléculas e duração variam em função da localização da doença(12,89,279). O tratamento da brucelose baseia-se geralmente numa combinação de dois antibióticos activos contra as bactérias que se multiplicam intracelularmente e eficazes em meio ácido(280,281). Esta combinação de antibióticos é recomendada para reduzir o risco de recaída, que pode atingir 40% se for prescrito apenas um antibiótico (15,282).

A base do tratamento da doença osteoarticular induzida por Brucella é a terapia antibiótica. A capacidade da *Brucella para* se multiplicar nos macrófagos, bem como a localização anatómica da maioria dos focos ósseos, exige a utilização de antibióticos com uma excelente capacidade de difusão nas células e nos tecidos(278).

A doença osteoarticular é uma manifestação comum e grave da brucelose. No entanto, ainda há controvérsia quanto ao regime de tratamento adequado e à duração óptima do tratamento(297).

De acordo com as recomendações da OMS, o tratamento do envolvimento osteoarticular na brucelose é semelhante ao da forma aguda não complicada. O protocolo recomendado envolve uma combinação de rifampicina na dose de 15mg/mg/kg/dia e doxiciclina na dose de 200mg/dia administrada duas vezes por dia, durante um mínimo de seis semanas (118,215,237). Este tratamento teve uma taxa de recidiva semelhante (5%) à observada com outro protocolo que combinava doxiciclina e estreptomicina, mas com maior eficácia da combinação doxiciclina-estreptomicina, particularmente nos casos de espondilodiscite(118,298). É de salientar que a rifampicina, como potente indutor enzimático, reduz consideravelmente os níveis séricos residuais da doxiciclina, o que poderá explicar a menor eficácia desta associação(12). No entanto, é importante referir que a associação doxiciclina-estreptomicina apresenta desvantagens como a ototoxicidade, a nefrotoxicidade e a administração intramuscular(278).

Foram também sugeridas novas combinações, incluindo a doxiciclina e a gentamicina numa dose de 5 mg/kg/dia numa injeção única diária durante 7 a 10 dias, em substituição da estreptomicina. No entanto, a utilização de gentamicina está associada a uma taxa média de insucesso de 5,2%, que aumenta para 10,8%, enquanto a taxa de recaída da estreptomicina varia entre 2,4% e 12,3% (299,300).

As quinolonas têm um excelente potencial para o tratamento de infecções dos ossos e dos tecidos moles, devido à sua capacidade de penetração e de concentração acrescida nestes tecidos [49-53]. No tratamento da espondiloartrite atribuída à brucelose, as quinolonas podem reduzir a duração do tratamento e o número de antibióticos utilizados, resultando numa maior eficácia, numa menor percentagem de incapacidade residual, numa menor necessidade de cirurgia, numa melhor adesão do doente ao programa de tratamento e numa menor percentagem de acontecimentos adversos. Embora a combinação de doxiciclina e ciprofloxacina seja significativamente mais cara do que os regimes tradicionais, pode ser rentável quando se tem em conta a necessidade de prolongar a duração de outros tratamentos, o impacto económico das lesões residuais e as consequências económicas. Assim, a combinação de doxiciclina e ciprofloxacina pode ser uma escolha sensata em termos de saúde pública(290-293).

A duração do tratamento pode ser prolongada para três ou seis meses, em função da resposta do doente, da eventual recidiva da doença e da evolução dos resultados radiográficos ou tomográficos (298,306-308). No entanto, é importante referir que a duração do tratamento com estreptomicina é geralmente reduzida devido à sua toxicidade. Nos casos de espondilodiscite com lesões vertebrais lombares graves, pode justificar-se uma duração de tratamento de seis meses(278).

Meta-análises recentes mostraram que os protocolos de tratamento com uma duração superior a 3 meses oferecem maiores benefícios do que os que têm uma duração de 6 semanas (14).

No nosso estudo, todos os doentes receberam terapêutica antibiótica anti-brucelulósica. A terapia dupla foi utilizada em 24 casos e a terapia tripla em seis. A terapêutica combinada mais frequentemente prescrita foi a rifampicina e a doxiciclina (n=20). A duração média do tratamento foi de 285 dias [45-550 dias].

12.2. Terapia com corticosteróides

As indicações para a terapêutica com corticosteróides são específicas e limitadas, existindo alguma controvérsia entre os autores. De um modo geral, as principais indicações para a forma osteoarticular são o tratamento da mielopatia aguda(310) secundária a espondilodiscite brucélica compressiva, epidurite e envolvimento neurológico(260), no entanto, alguns autores consideram que pode favorecer a disseminação nos casos de brucelose localizada(215,237).

Na nossa série, foi prescrita em nove casos (30%). As indicações foram as seguintes: epidurite (n=5), síndroma espinal incapacitante (n=2) e compressão da medula espinal (n=2).

Em 6 doentes, a dexametasona foi utilizada como tratamento intravenoso de primeira linha numa dose de 0,4 mg/kg/dia, seguida de prednisona. Nos restantes três doentes, a prednisona na dose de 1mg/kg/dia foi utilizada como tratamento de primeira linha, com redução progressiva.

A duração média da terapêutica com corticosteróides foi de 66 dias [13-180 dias].

A evolução com corticosteróides foi favorável em todos os casos, com desaparecimento da dor na coluna e regressão dos sinais neurológicos radiológicos.

12.3. Tratamento cirúrgico

A terapêutica antibiótica, mesmo durante períodos prolongados, pode por vezes revelar-se insuficiente para tratar os abcessos frios nas articulações, em especial nos abcessos vertebrais. Nestes casos, a cirurgia pode ser considerada, em especial no caso de grandes abcessos paravertebrais que não respondem ao tratamento médico. Além disso, a cirurgia é imperativa nos casos de défices neurológicos graves desde o início. Em determinadas situações, pode também ser considerada quando estão presentes problemas estáticos importantes, que podem eventualmente levar à compressão da medula espinal (10,74,140,278,311).

O recurso à cirurgia parece ser mais frequente no caso de localizações cervicais ou torácicas (215,312,313).

Na nossa série, dois doentes foram submetidos a laminectomia descompressiva e um doente foi submetido a achatamento cirúrgico de um abcesso do psoas. A cirurgia foi indicada para o caso de monoartrite brucélica (lavagem articular + sinovectomia).

12.4. Tratamentos associados

- **Reabilitação funcional e imobilização**

O objetivo da reabilitação funcional é prevenir ou compensar as deficiências, incapacidades e desvantagens associadas à espondilodiscite (140,215). Inclui frequentemente fisioterapia para corrigir a má postura e prevenir a atrofia muscular. Além disso, nalguns casos, é recomendada a utilização de espartilhos de gesso para as lesões lombares e de suspensórios para as lesões cervicais(311,314,315). A tração contínua também pode ser indicada em casos de coxite(215,278).

Numa série tunisina, 40% dos doentes necessitaram de imobilização ortopédica, incluindo espartilhos de gesso, cintos lombares e colares cervicais(215).

No nosso estudo, a imobilização da coluna vertebral foi indicada em 7 casos e cinco dos nossos doentes receberam fisioterapia motora.

13. Evolução

O tratamento do envolvimento osteoarticular na brucelose é geralmente bem sucedido(316). A espondilodiscite brucélica tem geralmente um prognóstico favorável, com recuperação geralmente alcançada dentro de um a três meses, como no caso da EI e da artrite periférica brucélica(68,215).

No entanto, podem ocorrer falhas de tratamento e recidivas, que são mais frequentes na espondilodiscite (68,317). Para evitar estas recidivas e minimizar o risco de sequelas, é essencial seguir um curso ótimo de antibióticos e, se necessário, recorrer à cirurgia no momento adequado.

O prognóstico da espondilodiscite brucélica é geralmente melhor do que o da espondilodiscite de origem piogénica. No entanto, a dor residual pode persistir por um período prolongado e são possíveis sequelas, particularmente nos casos de diagnóstico e tratamento tardios. Radiologicamente, observa-se habitualmente uma reconstrução óssea precoce e, por vezes, uma restauração completa(68,182).

As sequelas geralmente observadas incluem dores residuais como radiculalgia, dores na coluna, dificuldade em andar, etc. (215).

Cinco doentes ficaram com sequelas: dor difusa na coluna (n=1), dor na coluna com ciática (n=1), radiculalgia (n=2) e dificuldades na marcha (n=1).

14. Profilaxia

O controlo da brucelose engloba medidas preventivas no homem e nos animais, ambas essenciais para controlar a transmissão desta zoonose(14,344,345). No que respeita à prevenção humana, é fundamental informar e sensibilizar as pessoas em risco de contrair brucelose, nomeadamente os trabalhadores agrícolas, os veterinários e o pessoal dos laboratórios. Deve também salientar-se a importância das campanhas de sensibilização e de formação para reduzir o risco de transmissão da brucelose aos seres humanos (346,347).

A profilaxia da brucelose humana, no que diz respeito aos alimentos, baseia-se principalmente em práticas de higiene alimentar e no consumo de produtos lácteos e de carne bem cozinhados de animais saudáveis.

Os pontos essenciais a saber sobre a dieta incluem:

- Evitar o consumo de produtos lácteos não pasteurizados
- Cozinhar a carne à temperatura correcta: A carne deve ser cozinhada completa e adequadamente para eliminar qualquer risco de transmissão da brucelose.
- Evitar o contacto com sangue ou fluidos biológicos de animais infectados
- Lavar regularmente as mãos e os utensílios de cozinha: é essencial lavar bem as mãos com sabão e água quente. Os utensílios de cozinha utilizados na preparação de alimentos também devem ser lavados e desinfectados adequadamente.
- Evitar produtos alimentares de origem duvidosa: Em áreas onde a brucelose é endémica, é aconselhável evitar o consumo de produtos alimentares provenientes de fontes não controladas ou de vendedores informais, uma vez que a qualidade e a origem destes produtos podem ser incertas.
- Sensibilização e educação: As pessoas devem ser informadas dos riscos potenciais associados ao consumo de alimentos contaminados e das práticas adequadas de higiene alimentar.

A vacinação profiláctica de pessoas expostas à estirpe PI de *Brucella abortus* B19 foi abandonada(12,89).

É importante sublinhar que a prevenção da brucelose de origem alimentar depende em grande medida da adoção de boas práticas alimentares e de higiene, bem como da vigilância e do controlo da cadeia alimentar, particularmente em áreas onde a doença é endémica. As autoridades sanitárias e os profissionais de saúde têm um papel importante a desempenhar na sensibilização do público e na aplicação de medidas preventivas eficazes.

Em termos de profilaxia animal, o controlo da doença baseia-se na vacinação dos animais de criação, sobretudo do gado bovino (352-354). A vacinação com vacinas vivas atenuadas ou inactivadas é amplamente praticada em muitas partes do mundo(355).

A melhor forma de prevenir, controlar e erradicar a brucelose é vacinar todos os animais hospedeiros susceptíveis em risco e abater os animais positivos nas zonas endémicas(357-360). Os testes regulares aos animais infectados e o abate dos casos positivos são também medidas de controlo importantes para evitar a propagação da brucelose nos efectivos(361).

Para complementar estas medidas profilácticas, é também importante pôr em prática uma vigilância epidemiológica rigorosa para detetar rapidamente surtos de brucelose em animais e casos humanos. Esta vigilância pode ser efectuada por laboratórios especializados no diagnóstico da brucelose, utilizando técnicas serológicas e microbiológicas de ponta. Os dados epidemiológicos recolhidos ajudam a orientar as medidas de controlo, incluindo a quarentena dos animais infectados e a aplicação de medidas de biossegurança reforçadas nas explorações.

Por último, é essencial incentivar a colaboração entre os sectores da saúde humana e animal, bem como entre as autoridades sanitárias nacionais e internacionais. Esta coordenação é crucial para desenvolver políticas de profilaxia eficazes e assegurar uma resposta rápida em caso de novos surtos de brucelose. Organizações internacionais como a Organização Mundial de Saúde (OMS), a Organização Mundial de Saúde Animal (OIE) e a Organização das Nações Unidas para a Alimentação e a Agricultura (FAO) desempenham um papel fundamental na promoção dessa colaboração(349,362-364).

Os principais obstáculos ao controlo da doença no gado incluem a escassa dotação orçamental, a falta de serviços adequados para os agricultores com animais doentes e a monitorização e vigilância limitadas da doença *de B. abortus*. No caso dos seres humanos, são absolutamente necessários programas abrangentes de educação e formação para controlar a doença entre os grupos vulneráveis, como os pequenos agricultores tradicionais, os prestadores de cuidados de saúde e os veterinários. Neste contexto, uma abordagem de colaboração baseada no investimento financeiro entre o governo, as organizações semi-governamentais, a indústria privada e os agricultores é crucial para estratégias eficazes de controlo da doença (365). Um esforço conjunto dos veterinários e dos profissionais da saúde é, por conseguinte, essencial para travar a doença (366).

Na Tunísia, o programa de profilaxia da brucelose baseia-se num conjunto de medidas destinadas a controlar a propagação da doença nos animais e a proteger a saúde pública:

- **-Vacinação de bovinos:** A vacinação de bovinos e pequenos ruminantes é uma estratégia fundamental para a prevenção da brucelose animal na Tunísia. Os animais são vacinados contra *Brucella melitensis* e *Brucella abortus*, as duas espécies de *Brucella* mais comuns no país.
- **Rastreio e abate dos animais infectados:** As autoridades veterinárias tunisinas aplicam programas regulares de rastreio para detetar a brucelose nos animais. Os animais com resultados positivos são geralmente abatidos para evitar a propagação da doença. O objetivo desta medida é eliminar os portadores crónicos de Brucella nos efectivos.
- **Sensibilização e educação**
- **Controlo da circulação de animais:** Estão em vigor regulamentos rigorosos para controlar a circulação de animais entre regiões do país. O objetivo é evitar a propagação da brucelose de uma região para outra.
- **Vigilância epidemiológica:** A Tunísia dispõe de um sistema de vigilância epidemiológica para monitorizar a prevalência da brucelose nos animais e nos seres humanos. Isto permite identificar rapidamente os surtos da doença e tomar as medidas de controlo adequadas.
- **Diagnóstico veterinário**
- **Colaboração internacional:** A Tunísia está a colaborar com organizações internacionais, como a Organização Mundial da Saúde Animal (OIE), para implementar estratégias de controlo e prevenção da brucelose em conformidade com as normas internacionais.

É importante notar que a brucelose é uma doença de declaração obrigatória na Tunísia, o que significa que os casos detectados devem ser comunicados às autoridades sanitárias para uma intervenção adequada. Os esforços combinados de saúde pública e animal são essenciais para impedir a propagação da brucelose na Tunísia e proteger a saúde das populações humana e animal(372,373).

Conclusões: A brucelose humana, historicamente conhecida como "febre undulante mediterrânica" ou "febre de Malta", é uma antropozoonose causada por coccobacilos do género *Brucella*. Está disseminada por todo o mundo, com uma predominância acentuada nas regiões mediterrânicas e nos países em desenvolvimento.

A brucelose humana continua a ser endémica na Tunísia. Trata-se de uma doença de declaração obrigatória. Constitui um importante problema de saúde pública e tem também um impacto económico significativo.

Dado o polimorfismo clínico desta doença e a sua evolução muitas vezes insidiosa, são encontradas dificuldades de diagnóstico e terapêuticas, especialmente nas formas focais e complicadas.

O objetivo deste estudo foi determinar os aspectos epidemiológicos e clínicos da brucelose osteoarticular e os meios de diagnóstico, bem como especificar os métodos de tratamento.

[er]O nosso estudo é retrospetivo e diz respeito a casos de brucelose osteoarticular recolhidos no departamento de doenças infecciosas do principal hospital de treino militar em Tunes, durante um período de 15 anos, de 1 de janeiro de 2008 a 31 de dezembro de 2022.

O diagnóstico foi feito com base em factores epidemiológicos, clínicos, biológicos, radiológicos e evolutivos. A etiologia da Brucella foi confirmada pela positividade do SW no sangue em diluições superiores ou iguais a 1/80 ou por uma hemocultura *positiva para Brucella.*

Durante este período de estudo, registámos 30 casos de brucelose osteoarticular.

A origem rural foi referida por 20 doentes. A idade média dos doentes foi de 52 anos, com extremos que variaram entre 31 e 78 anos. O rácio entre os sexos foi de 1,72. Os doentes apresentavam geralmente dois modos principais de contaminação: exposição profissional (22,1%) ou infeção devida ao consumo de produtos lácteos não pasteurizados (93%).

O envolvimento osteoarticular predominou, representando 85,7% de todas as formas focais, principalmente na forma de DBP (73,3% dos casos), seguido de EI e artrite periférica, diagnosticada em cinco e três casos, respetivamente.

Do ponto de vista clínico, o diagnóstico foi frequentemente efectuado com algum atraso. O tempo médio até ao diagnóstico foi de 87 dias para a BOA. O início da doença seguiu geralmente o padrão clássico, caracterizado por uma evolução insidiosa na maioria dos casos (90% dos casos).

A frequência da DBP aumenta com a idade, sendo a média de idades dos nossos doentes de 56 anos, enquanto que, no caso da artrite SI e periférica, tende a afetar pessoas mais jovens, com uma média de idades de 35 e 28 anos, respetivamente. O quadro clínico da DSP caracterizou-se principalmente por dor na coluna vertebral, nomeadamente lombar (n=11). No caso do SI, foi dominado pela dor durante a manobra de aproximação ou afastamento das asas ilíacas. A artrite periférica manifestou-se mais frequentemente por artralgia na articulação afetada. Foram efectuadas hemoculturas em 13 casos de BOA, tendo sido positivas em cinco. Os testes serológicos são o suporte habitual para o diagnóstico etiológico. A RB foi efectuada em 27 doentes e foi positiva em todos os casos. A SW foi efectuada em 22 doentes e foi positiva em todos os casos. A IFI foi efectuada em nove doentes e foi positiva em oito casos.

Na radiografia padrão, o impacto discal foi o achado mais comum na DPS. Dois dos nossos doentes foram submetidos a ecografia da anca esquerda, que revelou um espessamento sinovial significativo associado a uma camada de derrame intra-articular. A ultrassonografia do joelho foi realizada em apenas um paciente, mostrando uma fina camada de derrame articular.

A TC é útil nas fases iniciais, mostrando a hipodensidade do disco.

A TC da coluna vertebral e a RM da articulação sacro-ilíaca foram realizadas em catorze e um doente, respetivamente, confirmando o diagnóstico em todos os casos. A RM continua a ser o exame de eleição para o diagnóstico de BOA, demonstrando superioridade em relação à TC e a outros exames imagiológicos para o diagnóstico e seguimento do tratamento.

Todos os doentes com brucelose osteoarticular ativa receberam antibióticos anti-brucelose. A terapêutica dupla foi utilizada em 24 casos e a terapêutica tripla em seis. A terapêutica combinada mais frequentemente prescrita foi a rifampicina e a doxiciclina. A duração média do tratamento foi de 285 dias [45-550 dias].

A terapêutica com corticosteróides foi prescrita em nove dos nossos doentes. A indicação mais comum foi a epidurite (n=5).

Para além do tratamento anti-brucélico (tomado durante 6 meses), uma doente recebeu terapêutica anti-tuberculose quádrupla durante 2 meses, seguida de terapêutica dupla durante um total de 13 meses. A doente estava co-infetada com brucelose e tuberculose na coluna vertebral.

Em termos de intervenções cirúrgicas, dois doentes foram submetidos a laminectomia descompressiva, enquanto um outro doente foi submetido a um achatamento cirúrgico de um abcesso do psoas. No caso da coxite brucélica, foi necessária uma intervenção cirúrgica (lavagem articular e sinovectomia).

A evolução do tratamento foi frequentemente favorável, sem sequelas na maioria dos nossos doentes (n=25) e favorável com sequelas em cinco casos.

Dado o seu extremo polimorfismo clínico, é essencial considerar a brucelose e determinar a sua forma exacta, a fim de orientar os exames complementares adequados para confirmar o diagnóstico. Nos casos osteoarticulares, a serologia é de importância vital, uma vez que as hemoculturas raramente são positivas.

A gravidade da brucelose está diretamente relacionada com as formas focais, que podem comprometer o prognóstico funcional, como no caso da BOA.

Na realidade, a melhor abordagem para combater a brucelose humana é a prevenção da brucelose animal através da vacinação do gado e da educação das pessoas envolvidas na produção e distribuição de produtos lácteos. A aplicação destas medidas, em conjugação com a declaração obrigatória, é a única forma de erradicar a brucelose. No entanto, esta tarefa não é fácil devido às suas muitas implicações sociais e económicas. É por isso que a colaboração internacional envolvendo organizações como a OMS e a Organização das Nações Unidas para a Alimentação e a Agricultura (FAO), bem como os países vizinhos onde a brucelose é endémica, é essencial. Um estudo nacional, multicêntrico ou mesmo internacional envolvendo a região do Magrebe seria de grande interesse para codificar e normalizar as medidas preventivas e terapêuticas da brucelose e, assim, limitar a sua propagação.

Referências

1. Ramin B, MacPherson P. Human brucellosis. BMJ [Internet]. 10 Sep 2010 [citado 25 Jan 2023];341(Sep10 1):c4545-c4545. Disponível em: https://www.bmj.com/lookup/doi/10.1136/bmj.c4545

2. Akermi SE, L'Hadj M, Selmane S. Epidemiologia e análise de séries temporais da brucelose humana na província de Tebessa, Argélia, de 2000 a 2020. J Res Health Sci. 2 de março de 2022;22(1):e00544.

3. Akhvlediani T, Clark DV, Chubabria G, Zenaishvili O, Hepburn MJ. The changing pattern of human brucellosis: clinical manifestations, epidemiology, and treatment outcomes over three decades in Georgia. BMC InfectiousDiseases [Internet]. 9 Dez 2010 [citado 15 Jan 2023];10(1):346. Disponível em: https://doi.org/10.1186/1471-2334-10-346

4. Zheng R, Xie S, Lu X, Sun L, Zhou Y, Zhang Y, et al. Uma revisão sistemática e meta-análise da epidemiologia e manifestações clínicas da brucelose humana na China. Biomed Res Int. 2018;2018:5712920.

5. Sannikova IV, Makhinya OV, Maleev VV, Deineka DA, Golub OG, Kovalchuk IV, et al [Brucelose no Território de Stavropol: Resultados de 15 anos de acompanhamento de características epidemiológicas e clínicas]. Ter Arkh. 2015;87(11):11-7.

6. Gharbi M. [Brucellosis zoonoses in Tunisia: critical study of sanitary legislation]. La Tunisie médicale. 1 de agosto de 2002;80:370-2.

7. Blanc-Gruyelle AL, Lemaire X, Guaguere A, Sotto A, Senneville E, Lavigne JP. Um caso de brucelose atípica. Médecine et Maladies Infectieuses [Internet]. março de 2017 [citado 25 Jan 2023];47(2):164-6. Disponível em: https://linkinghub.elsevier.com/retrieve/pii/S0399077X16307818

8. Aygen B, Doganay M, Sümerkan B, Yildiz O, Kayaba§ Ü. Manifestações clínicas, complicações e tratamento da brucelose: uma avaliação retrospetiva de 480 pacientes. Medicine and Infectious Diseases [Internet]. 1 Sep 2002 [citado 25 Jan 2023];32(9):485-93. Disponível em: https://www.sciencedirect.com/science/article/pii/S0399077X02004031

9. Hashemi SH, Keramat F, Ranjbar M, Mamani M, Farzam A, Jamal-Omidi S. Osteoarticular complications of brucellosis in Hamedan, an endemic area in the west of Iran. Int J Infect Dis. Nov 2007;11(6):496-500.

10. Battikh H, Berriche A, Zayoud R, Ammari L, Abdelmalek R, Kilani B, et al. Características clínicas e laboratoriais da brucelose num hospital universitário na Tunísia. InfectiousDiseasesNow [Internet]. 1 Set 2021 [citado 26 Dez 2022];51(6):547-51. Disponível em: https://www.sciencedirect.com/science/article/pii/S2666991921000671

11. Doroshenko KG, Rogozenko GF. [Aspectos clínicos e terapêuticos da forma aguda de brucelose associada a opistorquose]. Ter Arkh. 1976;48(12):48-52.

12. Chakroun M, Bouzouaia N. A BRUCELOSE: UMA ZOONOSE TOURO DE ACTUALIDADE BRUCELOSE: UMA ZOONOSE TÓPICA. 1.

13. Akakpo AJ, Têko-Agbo A, Koné P. O IMPACTO DA BRUCELOSE NA ECONOMIA E NA SAÚDE PÚBLICA EM ÁFRICA. 2009;

14. Pappas G, Papadimitriou P, Akritidis N, Christou L, Tsianos EV. O novo mapa global da brucelose humana. The Lancet Infectious Diseases. fevereiro de 2006;6(2):91-9.

15. Torres AR. Tratamento da brucelose humana. Revue d'élevage et de médecine vétérinaire des pays tropicaux [Internet]. 1 Abr 1987 [citado 18 Ago 2023];40(4):373-9. Disponível em: https://revues.cirad.fr/index.php/REMVT/article/view/8629

16. Morata P, Queipo-Ortuno MI, Reguera JM, Garœ-Ordonez MA, Pichardo C, Colmenero J de D. Posttreatment Follow-Up of Brucellosis by PCR Assay. J Clin Microbiol [Internet]. 1999 Dez [citado 20 agosto 2023];37(12):4163-6. Disponível em: https://www.ncbi.nlm.nih.gov/pmc/articles/PMC85913/

17. Arapovic J, Spicic S, Ostojic M, Duvnjak S, Arapovic M, Nikolic J, et al. Caracterização Epidemiológica, Clínica e Molecular da Brucelose Humana na Bósnia e Herzegovina - Um Surto de Brucelose em Curso. Ata Med Acad. maio de 2018;47(1):50-60.

18. Harrison ER, Posada R. Brucelose. Pediatrics In Review [Internet]. 1 Abr 2018 [citado 15 Jan 2023];39(4):222-4. Disponível em: https://publications.aap.org/pediatricsinreview/article/39/4/222/35149/Brucellos is

19. Nawana TB, Ezzine H, Cherkaoui I, Dahbi Z, Bellefquih AM, Rguig A, et al. Brucelose na interface homem-animal-ambiente em Marrocos, 2002-2019: análise descritiva. PAMJ - Uma Saúde [Internet]. 16 dez 2021 [citado 12 jul 2023];6(13). Disponível em: https://www.one-health.panafrican-med-journal.com/content/article/6/13/full

20. Munyua P, Osoro E, Hunsperger E, Ngere I, Muturi M, Mwatondo A, et al. Elevada incidência de brucelose humana numa comunidade rural de pastores no Quénia, 2015. PLOS Doenças Tropicais Negligenciadas [Internet]. 1 de fevereiro de 2021 [citado 3 de julho de 2023];15(2):e0009049. Disponível em:

https://journals.plos.org/plosntds/article?id=10.1371/journal.pntd.0009049

21. Dean AS, Crump L, Greter H, Schelling E, Zinsstag J. Carga global da brucelose humana: uma revisão sistemática da frequência da doença. PLOS Neglected Tropical Diseases (Doenças Tropicais Negligenciadas). 25 de outubro de 2012;6(10):e1865.

22. Chahla B, Firdaws B, Dhrifa O. Bouaghi durante a última década.

23. Seleem MN, Boyle SM, Sriranganathan N. Brucellosis: A re-emerging zoonosis. VeterinaryMicrobiology [Internet]. 27 Jan 2010 [citado 5 Jul 2023];140(3):392-8. Disponível em: https://www.sciencedirect.com/science/article/pii/S0378113509003058

24. Medline ® resumo para a referência 10 de "Brucellosis: epidemiologia, microbiologia, manifestações clínicas e diagnóstico" - UpToDate [Internet]. [citado 31 ago. 2023]. Disponível em:

https://www.uptodate.com/contents/brucellosis-epidemiology-microbiology- clinical-manifestations-and-diagnosis/abstract/10

25. Epidemiologia [Internet]. [cited 5 Sep 2023]. Disponível em: https://www.chu-nimes.fr/cnr-brucella/epidemiologie.html

26. Corbel MJ. Brucelose: uma visão geral. Emerg Infect Dis [Internet]. 1997 [citado 5 Jul 2023];3(2):213-21. Disponível em: https://www.ncbi.nlm.nih.gov/pmc/articles/PMC2627605/

27. Young EJ. An Overview of Human Brucellosis [Uma visão geral da brucelose humana]. ClinicalInfectiousDiseases [Internet]. 1 de agosto de 1995 [citado 23 de janeiro de 2023];21(2):283-90. Disponível em: https://academic.oup.com/cid/article-lookup/doi/10.1093/clinids/21.2.283

28. AER_for_2016-brucellosis.pdf [Internet]. [citado 31 ago. 2023]. Disponível em: https://www.ecdc.europa.eu/sites/default/files/documents/AER_for_2016-brucellosis.pdf

29. Pelerito A, Cordeiro R, Matos R, Santos MA, Soeiro S, Santos J, et al. Human brucellosis in Portugal-Retrospective analysis ofsuspected clinical cases of infection from 2009 to 2016. PLOS ONE [Internet]. 10 Jul 2017 [cited 31 Aug 2023];12(7):e0179667. Disponível em: https://journals.plos.org/plosone/article?id=10.1371/journal.pone.0179667

30. Jelastopulu E, Merekoulias G, Alexopoulos EC. Subnotificação de doenças transmissíveis na prefeitura de Achaia, Grécia Ocidental, 1999-2004 - oportunidades perdidas para uma intervenção precoce. Eurosurveillance [Internet]. 27 de maio de 2010 [citado 31 de agosto de 2023];15(21):19579. Disponível em: https://www.eurosurveillance.org/content/10.2807/ese.15.21.19579-en

31. Minas M, Minas A, Gourgulianis K, Stournara A. Epidemiological and Clinical Aspects of Human Brucellosis in Central Greece.

32. Mailles A, Vaillant V, Maurin M, Garin-Bastuji B. Brucelose (humana) em França em 2006:

33. Georgi E, Walter MC, Pfalzgraf MT, Northoff BH, Holdt LM, Scholz HC, et al. A sequenciação do genoma completo da Brucella melitensis isolada de 57 doentes na Alemanha revela uma elevada diversidade nas estirpes do Médio Oriente. PLOS ONE [Internet]. 7 Abr 2017 [citado 5 Jul 2023];12(4):e0175425. Disponível em: https://journals.plos.org/plosone/article?id=10.1371/journal.pone.0175425

34. Guzman-Hernandez RL, Contreras-Rodrîguez A, Âvila-Calderon ED, Morales-Garci'a MR. Brucelosis: zoonosis de importancia en México. Revistachilena de infetologia [Internet]. Dez 2016 [citado 5 Jul 2023];33(6):656-62. Disponível em: http://www.scielo.cl/scielo.php?script=sci_abstract&pid=S0716-10182016000600007&lng=es&nrm=iso&tlng=es

35. Samartino LE. Brucelose na Argentina. Veterinary Microbiology [Internet]. 20 dez 2002 [citado 5 jul 2023];90(1):71-80. Disponível em: https://www.sciencedirect.com/science/article/pii/S037811350200247X

36. SciELO - Brasil - Diretrizes para o manejo da brucelose humana no Estado do Paraná, Brasil Diretrizes para o manejo da brucelose humana no Estado do Paraná, Brasil [Internet]. [citado 5 jul 2023]. Disponível em: https://www.scielo.br/j/rsbmt/a/t9kY3TjkwRCQHfpT5fBZsSG/?lang=en&format=html

37. Çatal B. Forma rara de brucelose, bursite subacromial e subdeltoide: relato de caso e revisão da literatura. Eklem Hastalik Cerrahisi, dezembro de 2019;30(3):333-7.

38. Abdullayev R, Kracalik I, Ismayilova R, Ustun N, Talibzade A, Blackburn JK. Analyzing the spatial and temporal distribution of human brucellosis in Azerbaijan (1995 - 2009) using spatial and spatio-temporal statistics [Análise da distribuição espacial e temporal da brucelose humana no Azerbaijão (1995 - 2009) utilizando estatísticas espaciais e espácio-temporais]. BMC InfectiousDiseases [Internet]. 8 Aug 2012 [cited 5 Jul 2023];12(1):185. Disponível em: https://doi.org/10.1186/1471-2334-12-185

39. Zhong Z, Yu S, Wang X, Dong S, Xu J, Wang Y, et al. Brucelose humana na República Popular da China durante 2005-2010. International Journal of InfectiousDiseases [Internet]. 1 de maio de 2013 [citado 5 Jul 2023];17(5):e289-92. Disponível em: https://www.sciencedirect.com/science/article/pii/S1201971213000519

40. Lai S, Zhou H, Xiong W, Gilbert M, Huang Z, Yu J, et al. Mudança na epidemiologia da brucelose humana, China, 1955-2014. Emerg Infect Dis

[Internet]. fev 2017 [citado 15 jul 2023];23(2):184-94. Disponível em: https://www.ncbi.nlm.nih.gov/pmc/articles/PMC5324817/

41. Tese_Boukary_Razac_2013.pdf [Internet]. [citado 12 jul 2023]. Disponível em: https://orbi.uliege.be/bitstream/2268/146448/1/Thesis_Boukary_Razac_2013.pd f

42. Schelling E, Diguimbaye C, Daoud S, Nicolet J, Boerlin P, Tanner M, et al. Brucellosis and Q-fever seroprevalences of nomadic pastoralists and their livestock in Chad. Preventive Veterinary Medicine [Internet]. 12 Dez 2003 [citado 12 Jul 2023];61(4):279-93. Disponível em: https://www.sciencedirect.com/science/article/pii/S0167587703002174

43. Animut A, Mekonnen Y, Shimelis D, Ephraim E. Febrile illnesses of different etiology among outpatients in four health centres in Northwestern Ethiopia (Doenças febris de diferentes etiologias entre pacientes externos em quatro centros de saúde no noroeste da Etiópia). Jpn J Infect Dis. março de 2009;62(2):107-10.

44. Carugati M, Biggs HM, Maze MJ, Stoddard RA, Cash-Goldwasser S, Hertz JT, et al. Incidência de brucelose humana na região de Kilimanjaro, na Tanzânia, nos períodos de 2007-2008 e 2012-2014. Transacções da Sociedade Real de Medicina Tropical e Higiene [Internet]. 1 de março de 2018 [citado 3 Jul 2023];112(3):136-43. Disponível em: https://doi.org/10.1093/trstmh/try033

45. Plommet M, International Centre for Advanced MediterraneanAgronomicStudies, editores. Prevention of brucellosis in the Mediterranean countries: proceedings of the international seminar organized by CIHEAM, CEC, MINAG (Malta), FIS (Malta), Valletta, Malta, 28 - 30 October 1991. Wageningen: Pudoc; 1992. 289 p. (Publicação do CIHEAM).

46. Khamassi Khbou M, Htira S, Harabech K, Benzarti M. First case-control study of zoonotic brucellosis in Gafsa district, Southwest Tunisia. One Health [Internet].

1 de junho de 2018 [citado 12 Jul 2023];5:21-6. Disponível em:

https://www.sciencedirect.com/science/article/pii/S2352771416300647

47. Corbel MJ, Organização das Nações Unidas para a Alimentação e a Agricultura, Organização Mundial de Saúde, Organização Mundial de Saúde Animal. Brucellosis in humans and animals. 2006 [citado 5 Jul 2023]; (WHO/CDS/EPR/2006.7). Disponível em: https://apps.who.int/iris/handle/10665/43597

48. Kydyshov K, Usenbaev N, Sharshenbekov A, Aitkuluev N, Abdyraev M, Chegirov S, et al. Brucellosis in Humans and Animals in Kyrgyzstan. Microorganisms [Internet]. julho de 2022 [citado 29 Jan 2023];10(7):1293. Disponível em: https://www.mdpi.com/2076-2607/10/7/1293

49. Medicalcul - Doenças transmissíveis de declaração obrigatória [Tunísia] ~ Diversos [Internet]. [citado 12 Jul 2023]. Disponível em: http://medicalcul.free.fr/tn_maldeclobl.html

50. Article medicale Tunisie, Article medicale [Internet]. [citado 29 Jan 2023]. Disponível em: https://latunisiemedicale.com/article-medicale-tunisie_1828_en

51. Helali W, Bellakhal S, Abassi MI, Abdelaali I, Jomni T, Douggui MH, et al. Brucelose, um regresso em 2017 na Tunísia.

52. Charaa N, Ghrab R, Ben Othman A, Makhlouf M, Ltaief H, Ben Alaya N, et al. Investigação de um surto de brucelose humana em Douz, Tunísia, 2018. Epidemiol Health. 18 de maio de 2022;44:e2022048.

53. BULLETIN_20.pdf [Internet]. [citado 3 Jan 2023]. Disponível em: http://cnvz.agrinet.tn/media/k2/attachments/BULLETIN_20.pdf

54. Home - Ministério da Saúde Pública [Internet]. [citado 15 jul 2023]. Disponível em: http://www.santetunisie.rns.tn/fr/

55. Makita K, Fèvre EM, Waiswa C, Kaboyo W, Eisler MC, Welburn SC. Spatial epidemiology of hospital-diagnosed brucellosis in Kampala, Uganda [Epidemiologia espacial da brucelose diagnosticada no hospital em Kampala, Uganda]. Int J Health Geogr [Internet]. 1 Oct 2011 [citado 18 Jul 2023];10:52. Disponível em: https://www.ncbi.nlm.nih.gov/pmc/articles/PMC3196682/

56. Zribi M, Ammari L, Masmoudi A, Tiouiri H, Fendri C. Aspectos clínicos, microbiológicos e terapêuticos da brucelose: estudo de 45 casos. Pathologie Biologie [Internet]. 1 Jul 2009 [citado 17 Jul 2023];57(5):349-52. Disponível em: https://www.sciencedirect.com/science/article/pii/S0369811408000291

57. Andriopoulos P, Tsironi M, Deftereos S, Aessopos A, Assimakopoulos G. Acute brucellosis: presentation, diagnosis, and treatment of 144 cases. International Journal of InfectiousDiseases [Internet]. 1 Jan 2007 [citado 1 Set 2023];11(1):52-7. Disponível em: https://www.ijidonline.com/article/S1201- 9712(06)00034-8/fulltext

58. Bozgeyik Z, Ozdemir H, Demirdag K, Ozden M, Sonmezgoz F, Ozgocmen S. Clinical and MRI findings of brucellar spondylodiscitis. European Journal of Radiology [Internet]. julho de 2008 [citado 1 Set 2023];67(1):153-8. Disponível em: https://linkinghub.elsevier.com/retrieve/pii/S0720048X07003348

59. Masson E. EM-Consulte. [cited 1 Sep 2023]. Brucelose osteoarticular. Disponível em: https://www.em-consulte.com/article/1411569/la-brucellose- osteoarticular

60. Mousa ARM, Elbag KM, Kbogali M, Marafie AA. A natureza da brucelose humana no Kuwait: estudo de 379 casos. ClinicalInfectiousDiseases [Internet]. 1 de janeiro de 1988 [citado 1 de setembro de 2023]; 10(1):211-7. Disponível em: https://academic.oup.com/cid/article-lookup/doi/10.1093/clinids/10.1.211

61. Nematollahi S, Ayubi E, Karami M, Khazaei S, Shojaeian M, Zamani R, et al. Características epidemiológicas da brucelose humana na província de Hamadan durante 2009-2015: resultados do Sistema Nacional de Vigilância de Doenças Notificáveis. International Journal of InfectiousDiseases [Internet]. 1 de agosto de 2017 [citado 1 de setembro de 2023];61:56-61. Disponível em: https://www.ijidonline.com/article/S1201- 9712(17)30156-X/fulltext

62. Khelifi C. PROFIL EPIDEMIO-CLINIQUE ET THERAPEUTIQUE DE LA BRUCELLOSE DE L'ADULTE A L'EPH DE OUARGLA (2016-2020) [Internet] [Tese]. université KASDI Marbah; 2021 [citado 23 ago 2023]. Disponível em: http://dspace.univ-ouargla.dz/jspui/handle/123456789/30050

63. Rahamathulla MP. Seroprevalência da brucelose humana na região de Wadi Al Dawaser, na Arábia Saudita. Pak J Med Sci [Internet]. 2019 [citado 5 Out 2023];35(1):129-35. Disponível em: https://www.ncbi.nlm.nih.gov/pmc/articles/PMC6408662/

64. Hammami F, Koubaa M, Feki W, Chakroun A, Rekik K, Smaoui F, et al. Tuberculous and Brucellar Spondylodiscitis: Comparative Analysis of Clinical, Laboratory, and Radiological Features. Asian Spine J [Internet]. 18 Nov 2020 [citado 1 Set 2023];15(6):739-46. Disponível em: http://www.asianspinejournal.org/journal/view.php?doi=10.31616/asj.2020.026 2

65. Koubaa M, Maaloul I, Marrakchi C, Lahiani D, Hammami B, Mnif Z, et al. Brucelose da coluna vertebral no sul da Tunísia: revisão de 32 casos. The Spine Journal [Internet]. agosto de 2014 [citado 1 Set 2023];14(8):1538-44. Disponível em: https://linkinghub.elsevier.com/retrieve/pii/S1529943013015672

66. Kefi A, Abid R, Sayhi S, Boussetta N, Battikh R, Louzir B, et al. Brucellosis: clinical manifestations, diagnosis and treatment. La Revue de Médecine Interne [Internet]. 1 Dez 2015 [citado 29 Nov 2022];36:A103. Disponível em: https://www.sciencedirect.com/science/article/pii/S0248866315006918

67. H. Mahdjoub, A. Benyahia, N. Kalla, R. Ait Hamouda, K.Mokrani, S. Tebbal Infeciologia, Doenças Infecciosas, Batna, Argélia.

68. Ariza J, Pujol M, Valverde J, Nolla JM, Rufî G, Viladrich PF, et al. Sacroiliíte brucélica: achados em 63 episódios e relevância atual. Clin Infect Dis. junho de 1993;16(6):761-5.

69. Bosilkovski M, Krteva L, Caparoska S, Dimzova M. Osteoarticular involvement in brucellosis: study of 196 cases in the Republic of Macedonia. Croat Med J. Dez 2004;45(6):727-33.

70. Laetitia C. Zoonoses em França: avaliação dos conhecimentos dos médicos e veterinários.

71. book-epillytrop2022.pdf [Internet]. [citado 7 set 2023]. Disponível em: https://www.infectiologie.com/UserFiles/File/formation/epilly-trop/livre-epillytrop2022.pdf

72. Desenclos JC, Vaillant V, DelarocqueAstagneau E, Campèse C, Che D, Coignard B, et al. Principles of epidemic investigation for public health purposes. Médecine et Maladies Infectieuses [Internet]. Fev 2007 [citado 7 Set 2023];37(2):77-94. Disponível em: https://linkinghub.elsevier.com/retrieve/pii/S0399077X06003027

73. Garin-Bastuji B, Delcueillerie F. Brucelose humana e animal em França em 2000. Situação epidemiológica - programas de controlo e erradicação. Médecine et Maladies Infectieuses. 1 de março de 2001;31:202-16.

74. Song KJ, Yoon SJ, Lee KB. Brucelose Espinhal Cervical com Abscesso Epidural Causando Déficit Neurológico com Testes Sorológicos Negativos. World Neurosurgery [Internet]. 2012 Sep 1 [cited 2023 Sep 1];78(3):375.e15-375.e19. Disponível em: https://www.sciencedirect.com/science/article/pii/S1878875011016263

75. Rizkalla JM, Alhreish K, Syed IY. Brucelose espinhal: relato de caso e revisão da literatura. J Orthop Case Rep [Internet]. março de 2021 [citado em 1 de setembro de 2023];11(3):1-5. Disponível em: https://www.ncbi.nlm.nih.gov/pmc/articles/PMC8241257/

76. Breton I, Burucoa C, Grignon B, Fauchere JL, Becq Giraudon B. Brucelose adquirida em laboratório. Médecine et Maladies Infectieuses [Internet]. 1 de março de 1995 [citado 1 de setembro de 2023];25(3, Parto 2):540-51. Disponível em. https://www.sciencedirect.com/science/article/pii/S0399077X05807450

77. Zourbas J, David C, Huebner L, Ostemeyer JP. Brucelose humana em Ille-et-Vilaine Inquéritos epidemiológicos (1975-1980). Medicina e Doenças Infecciosas [Internet]. 1 Dez 1982 [citado 16 Set 2023];12(12):614-9. Disponível em: https://www.sciencedirect.com/science/article/pii/S0399077X82800796

78. Eker A, Uzunca i, Tansel O, Birtane M. Um doente com espondilodiscite cervical brucelar complicada por abcesso epidural. J Clin Neurosci. março de 2011;18(3):428-30.

79. Artrite brucélica: um estudo de 39 famílias peruanas | Annals of the Rheumatic Diseases [Internet]. [cited 5 Sep 2023]. Disponível em: https://ard.bmj.com/content/46/7/506

80. al-Eissa YA, Kambal AM, Alrabeeah AA, Abdullah AM, al-Jurayyan NA, al-Jishi NM. Brucelose osteoarticular em crianças. Ann Rheum Dis [Internet]. Nov. 1990 [citado 5 Set. 2023];49(11):896-900. Disponível em: https://www.ncbi.nlm.nih.gov/pmc/articles/PMC1004258/

81. Pourbagher A, Pourbagher MA, Savas L, Turunc T, Demiroglu YZ, Erol I, et al. Achados epidemiológicos, clínicos e imagiológicos em doentes com brucelose com envolvimento osteoarticular. AJR Am J Roentgenol. outubro de 2006;187(4):873-80.

82. Human and animal brucellosis: Literature review Brucelose humana e animal: Revisao de literatura [Internet]. [citado 7 set 2023]. Disponível em: https://scholar.googleusercontent.com/scholar?q=cache:bNcZ6fRq8KcJ:scholar.google.com/+brucellosis+contamination+digestive&hl=en&as_sdt=0,5&as_ylo=2023

83. Li S, Liu Y, Wang Y, Wang M, Liu C, Wang Y. Deteção rápida de Brucella spp. e eliminação de transferência usando amplificação de deslocamento cruzado múltiplo acoplada a biossensor de fluxo lateral baseado em nanopartículas. Front Cell Infect Microbiol. 2019;9:78.

84. Lopez-Santiago R, Sanchez-Argaez AB, De Alba-Nunez LG, Baltierra-Uribe SL, Moreno-Lafont MC. Resposta imune à infeção por Brucella nas mucosas. Front Immunol. 2019;10:1759.

85. Kambal AM, Mahgoub ES, Jamjoom GA, Chowdhury MN. Brucelose em Riade, Arábia Saudita. Um estudo microbiológico e clínico. Trans R Soc Trop Med Hyg. 1983;77(6):820-4.

86. Zaks N, Sukenik S, Alkan M, Flusser D, Neumann L, Buskila D. Musculoskeletal manifestations of brucellosis: a study of 90 cases in Israel. Semin Arthritis Rheum. outubro de 1995;25(2):97-102.

87. Gokhale YA, Ambardekar AG, Bhasin A, Patil M, Tillu A, Kamath J. Brucella spondylitis and sacroiliitis in the general population in Mumbai. J Assoc Physicians India. julho de 2003;51:659-66.

88. Aktug-Demir N, Kolgelier S, Ozcimen S, Sumer S, Demir LS, Inkaya AC. Pistas de diagnóstico para espondilite na brucelose aguda. Saudi Med J. agosto de 2014;35(8):816-20.

89. Maurin M. A brucelose no início do século XXI. Médecine et Maladies Infectieuses. 1 Jan 2005;35(1):6-16.

90. Ruben B, Band JD, Wong P, Colville J. Person-to-person transmission of Brucella melitensis. Lancet. 5 Jan 1991;337(8732):14-5.

91. Jouan M. Prevenção da brucelose humana: rumo a uma vacinação orientada da fauna selvagem? Estudo do caso do íbex no maciço de Bargy.

92. Ee W. Brucellosis as a hazard of blood transfusion. British medical journal [Internet]. 1 Jan 1955 [citado 5 Set 2023];1(4904). Disponível em: https://pubmed.ncbi.nlm.nih.gov/13209187/

93. H. N, AGGAD H, S. D, Mebrouk K. Seroprevalência da brucelose caprina e humana na região de El-Bayadh. Revue de Microbiologie Sanitaire et Industrielle. 1 de junho de 2014;8:78-88.

94. Djaafri R, Lyazid B, Denia C, Tolba M. Enquête épidémiologique de la brucellose animale et humaine. cas de la région d'Oum El Bouaghi [Internet]. 2022 [citado 5 Set 2023]; Disponível em: http://localhost:8080/xmlui/handle/123456789/14474

95. Transmissão de Brucella melitensis de humano para humano - PMC [Internet]. [cited 5 Sep 2023]. Disponível em: https://www.ncbi.nlm.nih.gov/pmc/articles/PMC3327908/

96. Mermut G, Ozgenç O, Avci M, Olut AI, Oktem E, Genç VE, et al. Abordagens clínicas, diagnósticas e terapêuticas das complicações da brucelose: uma experiência de 12 anos. Med PrincPract. 2012;21(1):46-50.

97. Tabet-Derraz. EM-Consulte. [citado 5 Out 2023]. P-02 Étude de la brucellose dans la région de Sidi-Belabbés à partir d'une série hospitalière (2005-2008). Disponível em: https://www.em-consulte.com/article/219961/p-02-etude-de-la- brucellose-dans-la-region-de-sidi

98. Touaref A, Ahmed Aimen B, Gouri A, Yakhlef A. Estudo da brucelose humana em Guelma (Argélia): Cerca de 51 casos. 1 de fevereiro de 2014;88:57-64.

99. Deqiu S, Donglou X, Jiming Y. Epidemiologia e controlo da brucelose na China. Veterinary Microbiology [Internet]. 20 Dez 2002 [citado 12 Out 2023];90(1):165-82. Disponível em: https://www.sciencedirect.com/science/article/pii/S0378113502002523

100. McDermott JJ, Arimi SM. Brucellosis in sub-Saharan Africa: epidemiology, control and impact (Brucelose na África Subsariana: epidemiologia, controlo e impacto). Veterinary Microbiology [Internet]. 20 Dez 2002 [citado 12 Out 2023];90(1):111-34. Disponível em: https://www.sciencedirect.com/science/article/pii/S0378113502002493

101. Golshani M, Buozari S. A Review of Brucellosis in Iran: Epidemiology, Risk Factors, Diagnosis, Control, and Prevention [Revisão da Brucelose no Irão: Epidemiologia, Factores de Risco, Diagnóstico, Controlo e Prevenção]. Iran Biomed J [Internet]. Nov 2017 [citado 12 Out 2023];21(6):349-59. Disponível em: https://www.ncbi.nlm.nih.gov/pmc/articles/PMC5572431/

102. Brucelose aguda [Internet]. [citado 7 set 2023]. Disponível em: https://www.chu-nimes.fr/cnr-brucella/brucellose-aigue.html

103. Bellazreg F, Alaya Z, Hattab Z, Lasfar NB, Ben ML, Bouajina E, et al. Sacroiliíte infecciosa no centro da Tunísia: estudo retrospetivo de 25 casos. Pan Afr Med J [Internet]. 2016 [cited 5 Sep 2023];24. Disponível em: http://www.panafrican-med-journal.com/content/article/24/3/full/

104. Lebre A, Velez J, Seixas D, Rabadao E, Oliveira J, Cunha J, et al. EspondilodisciteBrucélica: Casustica dos Ültimos 25 Anos. Ata Médica Portuguesa. 30 de março de 2014;27:204.

105. Jomaa O, Mahbouba J, Zrour S, Béjia I, Touzi M, Bergaoui N. Spondylodiscitis brucellienne en milieu rhumatologique: à propos de 8 observations. Revue du Rhumatisme [Internet]. 1 Dez 2020 [citado 7 Set 2023];87:A223. Disponível em: https://www.sciencedirect.com/science/article/pii/S1169833020305883

106. Dreshaj S, Shala N, Dreshaj G, Ramadani N, Ponosheci A. Manifestações clínicas em 82 pacientes com neurobrucelose do Kosovo. Mater Sociomed. dez 2016;28(6):408-11.

107. BENAMMAR S, GUENIFI W, MISSOUM S, KHERNANE C, DJEDJIG F, BOUKHALFA S, et al. Um caso de insuficiência renal aguda revelando endocardite brucélica e complicações neurológicas em Batna (Argélia). Med Trop Sante Int [Internet]. 30 de março de 2022 [citado 7 de setembro de 2023];2(1):mtsi.v2i1.2022.229. Disponível em: https://www.ncbi.nlm.nih.gov/pmc/articles/PMC9128418/

108. Jeroudi MO, Halim MA, Harder EJ, Al-Siba'i MB, Ziady G, Mercer EN. Brucella endocarditis. Heart [Internet]. 1 Sep 1987 [cited 9 May 2023];58(3):279-83. Disponível em: https://heart.bmj.com/lookup/doi/10.1136/hrt.58.3.279

109. Ben Harbi S, Meddeb N. Manifestações osteoarticulares da brucelose: cerca de 11 casos [Internet]. Fac. de médecine. Tunis; 2000 [cited 7 Sep 2023]. Disponível em: https://www.bibliotheque.nat.tn/BNT/doc/SYRACUSE/1023913/manifestations-osteo-articulaires-de-la-brucellose-a-propos-de-11-cas

110. Guihot A, Bossi philippe P, Bricaire F. Brucellose par bioterrorisme. Presse Med [Internet]. 31 Jan 2004 [citado 19 Set 2023];33(2):119-22. Disponível em: https://www.lissa.fr/rep/articles/15026707

111. Sci-Hub | Aspectos actuais da brucelose | 10.1016/s0248-8663(05)81305-0 [Internet]. [citado 19 set 2023]. Disponível em: https://sci-hub.hkvisa.net/10.1016/s0248-8663(05)81305-0

112. Benkorthi MF, Ould-Metidji S, Ould Rouis B. Estudo de 8 casos de brucelose familiar aguda registados na Argélia. Médecine et Maladies Infectieuses [Internet]. 1 Nov 1992 [citado 26 Dez 2022];22(11):937-8. Disponível em: https://www.sciencedirect.com/science/article/pii/S0399077X05806341

113. Buzgan T, Karahocagil MK, Irmak H, Baran AI, Karsen H, Evirgen O, et al. Clinical manifestations and complications in 1028 cases of brucellosis: a retrospective evaluation and review of the literature. International Journal of InfectiousDiseases [Internet]. 1 de junho de 2010 [citado 18 de agosto de 2023];14(6):e469-78. Disponível em: https://www.ijidonline.com/article/S1201-9712(09)00318- X/fulltext

114. Fethi M. COMITÉ ORGANIZADOR.

115. Solera J, Lozano E, Martinez-Alfaro E, Espinosa A, Castillejos ML, Abad L. Espondilite Brucelar: Revisão de 35 Casos e Levantamento da Literatura. ClinicalInfectiousDiseases [Internet]. 1 Dez 1999 [citado 19 Set 2023];29(6):1440-9. Disponível em: https://academic.oup.com/cid/article-lookup/doi/10.1086/313524

116. Cascio A, Iaria C, Campennî A, Blandino A, Baldari S. Use of sulesomab in the diagnosis of brucellar spondylitis. ClinicalMicrobiology and Infection [Internet]. Nov 2004 [citado 19 Set 2023];10(11):1020-2. Disponível em: https://linkinghub.elsevier.com/retrieve/pii/S1198743X14637174

117. Al-Rawi ZS, Al-Khateeb N, Khalifa SJ. Brucella arthritisamong Iraqi patients. Br J Rheumatol. fevereiro de 1987;26(1):24-7.

118. Pascual E, Sivera F. Manifestações articulares da brucelose. Revue du Rhumatisme [Internet]. 2006 [citado 19 Set 2023];73(4):362. Disponível em: https://www.academia.edu/47590553/Manifestations_articulaires_de_la_brucellose

119. Turan H, Serefhanoglu K, Karadeli E, Togan T, Arslan H. Osteoarticular Involvement among 202 Brucellosis Cases Identified in Central Anatolia Region of Turkey (Envolvimento osteoarticular em 202 casos de brucelose identificados na região da Anatólia Central da Turquia). Intern Med [Internet]. 2011 [citado 30 abr 2023];50(5):421-8. Disponível em: http://www.jstage.jst.go.jp/article/internalmedicine/50/5/50_5_421/_article

120. Reguera JM, Alarcon A, Miralles F, Pachon J, Juarez C, Colmenero JD. Endocardite por Brucella: abordagem clínica, diagnóstica e terapêutica. Eur J Clin Microbiol Infect Dis. Nov 2003;22(11):647-50.

121. Lulu AR, Araj GF, Khateeb MI, Mustafa MY, Yusuf AR, Fenech FF. Human brucellosis in Kuwait: a prospective study of 400 cases. Q J Med. Jan 1988;66(249):39-54.

122. Brucelose humana no Magrebe: existência de uma linhagem com ligações

com a Europa | PLOS ONE [Internet]. [citado 12 Jul 2023]. Disponível em: https://journals.plos.org/plosone/article?id=10.1371/journal.pone.0115319

123. Shehabi A, Shakir K, el-Khateeb M, Qubain H, Fararjeh N, Shamat AR. Diagnóstico e tratamento de 106 casos de brucelose humana. J Infect. Jan 1990;20(1):5-10.

124. Acha PN, Szyfres B, Acha PN. Zoonoses e doenças transmissíveis comuns ao homem e aos animais. Washington, DC: Organização Pan-Americana da Saúde; 2001. (Publicação científica e técnica / Organização Pan-Americana da Saúde).

125. Tuon FF, Cerchiari N, Cequinel JC, Droppa EEH, Moreira SDR, Costa TP, et al. Diretrizes para o manejo da brucelose humana no Estado do Paraná, Brasil. Rev Soc Bras Med Trop [Internet]. agosto de 2017 [citado 19 set 2023];50(4):458-64. Disponível em: http://www.scielo.br/scielo.php?script=sci_arttext&pid=S0037-86822017000400458&lng=en&tlng=en

126. Turki Jaidane E, Ben Chrifa L, Zayani R, Zine El Abiddine A, Abdessaied M, Ben Mansour I, et al. Hepatic brucelloma: a case report. La Revue de Médecine Interne [Internet]. 1 de junho de 2015 [citado 20 de agosto de 2023];36:A182. Disponível em: https://www.sciencedirect.com/science/article/pii/S0248866315003240

127. Yilmaz M, Arslan F, Ba§kan O, Mert A. Abscesso esplénico devido a brucelose: relato de um caso e revisão da literatura. International Journal of InfectiousDiseases [Internet]. 1 de março de 2014 [citado 16 Set 2023];20:68-70. Disponível em: https://www.sciencedirect.com/science/article/pii/S1201971213003731

128. Galinska e Zagorski - 2013 - Brucelose em humanos - etiologia, diagnóstico, cli.pdf [Internet]. [citado 16 set 2023]. Disponível em: https://www.aaem.pl/pdf-71918-9145?filename=Brucellosis%20in%20humans%20_.pdf

129. Romero Pérez P, Navarro Ibanez V, Amat Cecilia M, Villanueva Garda R. [Brucellarorchiepidymitis in acute brucellosis]. Actas Urol Esp. Abr 1995;19(4):330-2.

130. Alapont Alacreu JM, Gomez Lopez L, Delgado F, Palmero Marti JL, Pacheco Bru JJ, Pontones Moreno JL, et al. Orquiepidimitisporbrucela. Actas UrologicasEspanolas. Jan 2004;28(10):774-6.

131. Hazgui O. 2º Congresso Militar Internacional de Medicina Tropical e de Viagens associado ao 1º Congresso Nacional da Sociedade Tunisina de Medicina Tropical e de Viagens e às Journées délocalisées da Sociedade Francesa de Medicina de Viagens, Tozeur, Tunísia, 11-13 de outubro de 2018. Bull Soc Pathol Exot. 28 de outubro de 2018;111(4):212-52.

132. Mousa ARM, Muhtaseb SA, Almudallal DS, Khodeir SM, Marafie AA. Complicações osteoarticulares da brucelose: um estudo de 169 casos. Clinical Infectious Diseases. 1 de maio de 1987;9(3):531-43.

133. Unuvar GK, Kilic AU, Doganay M. Estratégia terapêutica atual na brucelose osteoarticular. North Clin Istanb. 2019;6(4):415-20.

134. Brucelose | NEJM [Internet]. [cited 24 Sep 2023]. Disponível em: https://www.nejm.org/doi/full/10.1056/NEJMra050570

135. Gonzalez-Gay MA, Garaa-Porrua C, Ibanez D, Garc^a-Pa^s MJ. Complicações osteoarticulares da brucelose numa zona atlântica de Espanha. J Rheumatol. Jan 1999;26(1):141-5.

136. Gotuzzo E, Alarcon GS, Bocanegra TS, Carrillo C, Guerra JC, Rolando I, et al. Articular involvement in human Brucellosis: A retrospective analysis of 304 cases. Seminars in Arthritis and Rheumatism. 1 Nov 1982;12(2):245-55.

137. Rotes-Querol J. Locais osteo-articulares da brucelose. Annals of the Rheumatic Diseases [Internet]. 1 de março de 1957 [citado 19 de setembro de 2023];16(1):63-8. Disponível em: https://ard.bmj.com/lookup/doi/10.1136/ard.16.1.63

138. Gür A, Geyik MF, Dikici B, Nas K, Çevik R, Saraç J, et al. Complicações da brucelose em diferentes grupos etários: um estudo de 283 casos no sudeste da Anatólia, Turquia. Yonsei Med J [Internet]. 2003 [citado 3 Jan 2023];44(1):33. Disponível em: https://eymj.org/DOIx.php?id=10.3349/ymj.2003.44.1.33

139. 05M236.pdf [Internet]. [citado 21 Set 2023]. Disponível em: https://bibliosante.ml/bitstream/handle/123456789/7669/05M236.pdf?sequence=1&isAllowed=y

140. Alp E, Doganay M. Current therapeutic strategy in spinal brucellosis (Estratégia terapêutica atual na brucelose espinal). International Journal of InfectiousDiseases [Internet]. Nov 2008 [citado 21 Set 2023];12(6):573-7. Disponível em: https://linkinghub.elsevier.com/retrieve/pii/S120197120800091X

141. FMS - Teses [Internet]. [citado 21 set 2023]. Disponível em: https://www.medecinesfax.org/fra/catalogue_theses/ville/tunis/

142. Masson E. EM-Consulte. [cited 21 Sep 2023]. G-14 Aspectos clínicos da espondilodiscite brucélica. Revisão de 21 casos. Disponível em: https://www.em-consulte.com/article/31600/g-14-les-aspects-cliniques-des- spondylodiscites-br

143. Ozgocmen S, Ardicoglu A, Kocakoc E, Kiris A, Ardicoglu O. Formação de abcesso paravertebral devido a brucelose num doente com espondilite anquilosante. Joint Bone Spine [Internet]. 1 Dez 2001 [citado 21 Set 2023];68(6):521-4. Disponível em: https://www.sciencedirect.com/science/article/pii/S1297319X01003190

144. Pandit D. Artrite por Brucella - uma atualização. Jornal Indiano de Reumatologia [Internet]. 1 de março de 2011 [citado 21 de setembro de 2023];6(1, Suplemento):75-9. Disponível em: https://www.sciencedirect.com/science/article/pii/S0973369811600368

145. Esmaeilnejad-Ganji SM, Esmaeilnejad-Ganji SMR. Manifestações osteoarticulares da brucelose humana: uma revisão. World J Orthop. 18 de fevereiro de 2019;10(2):54-62.

146. Harzallah L, Boudabbous S, Bouajina E, Hamdi I, Amara H, Bakir D, et al. TROP6 Brucellial spondylodiscitis. A propos de 7 observations. Journal de Radiologie [Internet]. 1 Out 2005 [citado 21 Set 2023];86(10):1587. Disponível em: https://www.sciencedirect.com/science/article/pii/S0221036305763915

147. Samra Y, Hertz M, Shaked Y, Zwas S, Altman G. Brucelose da coluna vertebral. Relato de 3 casos. J Bone Joint Surg Br. 1982;64(4):429-31.

148. Lopes C, Oliveira J, Malcata L, Pombo V, Da Cunha S, Côrte-Real R, et al [Brucelose espinal. 4 anos de experiência]. Ata Med Port. Set 1992;5(8):419-23.

149. Skaf GS, Domloj NT, Fehlings MG, Bouclaous CH, Sabbagh AS, Kanafani ZA, et al. Pyogenic spondylodiscitis: an overview. J Infect Public Health. 2010;3(1):5-16.

150. Mello CCF de, Souza DU de, Gloria FAC, Moura LO, Mello GCF de. Espondilodiscite por brucelose: relato de caso. Rev Soc Bras Med Trop. agosto 2007;40:469-72.

151. Neinstein LS, Goldenring J. Brucella sacroiliitis. Clin Pediatr (Phila) [Internet]. 1983 Sep [cited 2023 Sep 23];22(9):645-8. Disponible sur: http://journals.sagepub.com/doi/10.1177/000992288302200913

152. Ozgül A, Yazicioglu K, Gündüz S, Kalyon TA, Arpacioglu O. Sacroiliíte aguda por brucelose: características clínicas. Clin Rheumatol. 1998;17(6):521-3.

153. Celik N, Laloglu E, Aslan H. Novos marcadores na previsão da sacroiliíte por Brucella: o rácio de grandes células plaquetárias e a fração basal de reticulócitos imaturos. Asian Pacific Journal of Tropical Medicine [Internet]. Jan 2023 [citado 24 Set 2023];16(1):39. Disponível em: https://journals.lww.com/aptm/Fulltext/2023/16010/Novel_markers_in_predicting_Brucella_sacroiliitis_.7.aspx

154. Ibero I, Vela P, Pascual E. ARTRITE DO MÓDULO E COMPRESSÃO DA CORDÃO ESPINAL POR INFECÇÃO DO DISCO DE BRUCELLA. 36(3).

155. al-Rawi TI, Thewaini AJ, Shawket AR, Ahmed GM. Brucelose esquelética em pacientes iraquianos. Annals of the Rheumatic Diseases. 1 de janeiro de 1989;48(1):77-9.

156. Guler S, Kokoglu OF, Ucmak H, Gul M, Ozden S, Ozkan F. Human brucellosis in Turkey: different clinical presentations. J Infect Dev Ctries [Internet]. 14 de maio de 2014 [citado 23 Set 2023];8(05):581-8. Disponível em: https://jidc.org/index.php/journal/article/view/24820461

157. Ta§ova Y, Saltoglu N, §ahin G, Aksu HSZ. Osteoarthricular Involvement of Brucellosis in Turkey. ClinicalRheumatology [Internet]. 1 de maio de 1999 [citado 23 Set 2023];18(3):214-9. Disponible sur: http://link.springer.com/10.1007/s100670050087

158. Cordero-Sanchez M, Alvarez-Ruiz S, Lopez-Ochoa J, Garcia-Talavera JR. AVALIAÇÃO CINTILOGRÁFICA DA DOR LOMBOSSACRA NA BRUCELOSE. Arthritis&Rheumatism [Internet]. julho de 1990 [citado 23 Set 2023];33(7):1052-5. Disponível em: https://onlinelibrary.wiley.com/doi/10.1002/art.1780330721

159. Thoma S, Patsiogiannis N, Dempegiotis P, Filiopoulos K. Um Relatório de Dois Casos de Sacroileíte Brucelar Sem Manifestações Sistémicas na Grécia. Journal of PediatricOrthopaedics [Internet]. junho de 2009 [citado 24 Set 2023];29(4):375. Disponível em: https://journals.lww.com/pedorthopaedics/abstract/2009/06000/a_report_of_two_cases_of_brucellar_sacroiliitis.11.aspx

160. Rajapakse CNA. Infecções bacterianas: brucelose osteoarticular. Baillière'sClinicalRheumatology [Internet]. 1 Fev 1995 [citado 7 Set 2023];9(1):161-77. Disponível em: https://www.sciencedirect.com/science/article/pii/S0950357905801530

161. Wong TM, Lou N, Jin W, Leung F, To M, Leung F. Artrite séptica causada por Brucella melitensis na cidade de Shenzhen, China: relato de um caso. Journal of Medical Case Reports [Internet]. 14 Nov 2014 [citado 26 Set 2023];8(1):367. Disponível em: https://doi.org/10.1186/1752-1947-8-367

162. Adetunji SA, Ramirez G, Foster MJ, Arenas-Gamboa AM. Uma revisão sistemática e meta-análise da prevalência da brucelose osteoarticular. PLOS Neglected Tropical Diseases [Internet]. 18 Jan 2019 [citado 29 Jan 2023];13(1):e0007112. Disponível em: https://journals.plos.org/plosntds/article?id=10.1371/journal.pntd.0007112

163. Geyik MF, Gür A, Nas K, Cevik R, Saraç J, Dikici B, et al. Musculoskeletal involvement of brucellosis in different age groups: a study of 195 cases. Swiss Med Wkly. 23 de fevereiro de 2002;132(7-8):98-105.

164. Kose §, Serin Senger S, Akkoçlu G, Kuzucu L, Ulu Y, Ersan G, et al. Manifestações clínicas, complicações e tratamento da brucelose: avaliação de 72 casos. Turk J Med Sci. 2014;44(2):220-3.

165. Khateeb MI, Araj GF, Majeed SA, Lulu AR. Artrite por Brucella: um estudo de 96 casos no Kuwait. Ann Rheum Dis [Internet]. Dez 1990 [citado 26 Set 2023];49(12):994-8. Disponível em: https://www.ncbi.nlm.nih.gov/pmc/articles/PMC1004295/

166. Bosilkovski M, Kamiloski V, Miskova S, Balalovski D, Kotevska V, Petrovski M. Infeção testicular na brucelose: relato de 34 casos. J MicrobiolImmunol Infect. Fev 2018;51(1):82-7.

167. Scian R, Barrionuevo P, Giambartolomei GH, De Simone EA, Vanzulli SI, Fossati CA, et al. Potencial papel dos sinoviócitos semelhantes a fibroblastos na lesão articular induzida pela infeção por Brucella abortus através da produção e indução de metaloproteinases de matriz. Infect Immun. Sept 2011;79(9):3619-32.

168. Sisirak M, Hukic M. Complicações osteoarticulares da brucelose: O valor diagnóstico e a importância da deteção de metaloproteinases da matriz. Ata Med Acad. 2015;44(1):1-9.

169. Aydin M, Fuat Yapar A, Savas L, Reyhan M, Pourbagher A, Turunc TY, et al. Scintigraphic findings in osteoarticular brucellosis. NuclearMedicine Communications [Internet]. julho de 2005 [citado 27 Set 2023];26(7):639-47. Disponible sur: https://journals.lww.com/00006231-200507000-00013

170. Ben Hamouda I, Gouider R, Mrabet A. Neurobrucelose. EMC - Neurologia. 1 Jan 2007;4:1-13.

171. Mehrabi S, Shahriari E, Afrakhteh M, Ranjbar M, Zeinlai M, Haghi Ashtiani B. Neurobrucelose com distúrbio da marcha: um relato de caso neurológico [Internet]. MEDICINE & PHARMACOLOGY; 2020 Ago [citado 29 Jan 2023]. Disponível em: https://www.preprints.org/manuscript/202008.0404/v1

172. Malhi AB, Ridal M, Bouchal S, Belahsen MF, El Alami MN. Neurobrucelose: uma causa curável de perda auditiva neurossensorial. Pan Afr Med J [Internet]. 12 Oct 2015 [citado 13 Jan 2023];22:122. Disponível em: https://www.ncbi.nlm.nih.gov/pmc/articles/PMC4742043/

173. Guven T, Ugurlu K, Ergonul O, Celikbas AK, Gok SE, Comoglu S, et al. Neurobrucellosis: Clinical and Diagnostic Features. ClinicalInfectiousDiseases [Internet]. 15 de maio de 2013 [citado 27 Set 2023];56(10):1407-12. Disponível em: https://academic.oup.com/cid/article-lookup/doi/10.1093/cid/cit072

174. Yetkin MA, Bulut C, Erdinc FS, Oral B, Tulek N. Avaliação das apresentações clínicas na neurobrucelose. International Journal of InfectiousDiseases [Internet]. Nov. 2006 [citado 27 Set. 2023];10(6):446-52. Disponível em: https://linkinghub.elsevier.com/retrieve/pii/S1201971206001275

175. Zheng N, Wang W, Zhang JT, Cao Y, Shao L, Jiang JJ, et al. Neurobrucelose. International Journal of Neuroscience [Internet]. 2018 Jan 2 [cited 2023 Sep 27]; 128(1):55-62. Disponible sur: https://www.tandfonline.com/doi/full/10.1080/00207454.2017.1363747

176. Lubani MM, Dudin KI, Araj GF, Manandhar DS, Rashid FY. Neurobrucelose em crianças. Pediatr Infect Dis J. Feb 1989;8(2):79-82.

177. Eren S, Bayam G, Ergonül O, Çelikbaç A, Pazvantoglu O, Baykam N, et al. Cognitive and emotional changes in neurobrucellosis. Journal of Infection [Internet]. 2006 Sep [cited 2023 Sep 27];53(3):184-9. Disponível em: https://linkinghub.elsevier.com/retrieve/pii/S0163445305003622

178. Akdeniz H, Irmak H, Anlar O, Demiroz AP. Brucelose do sistema nervoso central: apresentação, diagnóstico e tratamento. J Infect. maio de 1998;36(3):297-301.

179. Masson E. EM-Consulte. [cited 27 Sep 2023]. Neurobrucelose. Disponível em: https://www.em-consulte.com/article/1173308/neurobrucellose

180. McLean DR, Russell N, Khan MY. Neurobrucelose: Características clínicas e terapêuticas. Clinical Infectious Diseases [Internet]. 1 Out 1992 [citado 12 Out 2023];15(4):582-90. Disponível em: https://doi.Org/10.1093/clind/15.4.582

181. Karaoglan I, Namiduru M, Akcali A, Cansel N. Different manifestations of nervous system involvement by neurobrucellosis. Neurosciences Journal [Internet]. 1 Jul 2008 [citado 12 Out 2023];13(3):283-7. Disponível em: https://nsj.org.sa/content/13/3/283

182. Ben Hamza Gharbi H. La brucellose: Etude epidemiologique, clinique, et thérapeutique:Apropos de 117cas. Tese de doutoramento; 2009.

183. Shakir RA, Al-Din ASN, Araj GF, Lulu AR, Mousa AR, Saadah MA. CATEGORIAS CLÍNICAS DA NEUROBRUCELOSE: UM RELATO DE 19 CASOS. Brain [Internet]. 1987 [cited 27 Sep 2023];110(1):213-23. Disponível em: https://academic.oup.com/brain/article-lookup/doi/10.1093/brain/110.1.213

184. Adaletli I, Albayram S, Gurses B, Ozer H, Yilmaz MH, Gulsen F, et al. Alterações Vasculopáticas no Sistema Arterial Cerebral com Neurobrucelose. AJNR Am J Neuroradiol [Internet]. Fev. 2006 [citado 27 Set. 2023];27(2):384-6. Disponível em: https://www.ncbi.nlm.nih.gov/pmc/articles/PMC8148790/

185. Bingol A, Togay-Isikay C. Neurobrucelose como causa excecional de ataques isquémicos transitórios. Eur J Neurol [Internet]. maio de 2006 [citado 27 Set 2023];13(5):544-8. Disponible sur: https://onlinelibrary.wiley.com/doi/10.1111/j.1468-1331.2006.01286.x

186. Oueslati I, Berriche A, Ammari L, Abdelmalek R, Kanoun F, Kilani B, et al. Características epidemiológicas e clínicas dos pacientes com casos de neurobrucelose na Tunísia. Medicine and Infectious Diseases [Internet]. maio de 2016 [citado 27 Set 2023];46(3):123-30. Disponível em: https://linkinghub.elsevier.com/retrieve/pii/S0399077X16000135

187. Ben Khalfallah A, Ousji M, Annabi N, Ajili F, Tlili R. Brucella endocarditis: clinical features and treatment modalities. Annales de Cardiologie et d'Angéiologie [Internet]. junho de 2006 [citado 6 Abr 2023];55(3):157-60. Disponível em: https://linkinghub.elsevier.com/retrieve/pii/S0003392805000284

188. Fernandez-Guerrero ML. Zoonotic endocarditis. Infect Dis Clin North Am. março de 1993;7(1):135-52.

189. Heibig J, Beall AC, Myers R, Harder E, Feteih N. Endocardite aórtica por Brucella corrigida por substituição de válvula protética. American Heart Journal [Internet]. 1983 Sep 1 [cited 2023 Sep 28];106(3):594-6. Disponível em: https://www.sciencedirect.com/science/article/pii/000287038390710X

190. Jacobs F, Abramowicz D, Vereerstraeten P, Le Clerc JL, Zecb F, Thys JP. Brucella Endocarditis: The Role of Combined Medical and Surgical Treatment (Endocardite por Brucella: O Papel do Tratamento Médico e Cirúrgico Combinado). Reviews of Infectious Diseases [Internet]. 1 Sep 1990 [citado 30 Sep 2023];12(5):740-4. Disponível em: https://doi.org/10.1093/clinids/12.5.740

191. Zumla A. Mandell, Douglas, and Bennett's principles and practice of infectious diseases (Princípios e prática de doenças infecciosas de Mandell, Douglas e Bennett). Lancet Infect Dis [Internet]. maio de 2010 [citado 30 Set 2023];10(5):303-4. Disponível em: https://www.ncbi.nlm.nih.gov/pmc/articles/PMC7128814/

192. Peery TM, Belter LF. Brucelose e doenças cardíacas. II. Fatal brucellosis: a review of the literature and report of new cases. Am J Pathol. junho de 1960;36(6):673-97.

193. Tripp L, Sawchuk LA. Undulant Fever: Colonialism, Culture, and Compliancy [Febre não ululante: colonialismo, cultura e complacência].

194. Ariza J, Corredoira J, Pallares R, Viladrich PF, Rufi G, Pujol M, et al. Características e factores de risco de recidiva da brucelose em seres humanos. ClinicalInfectiousDiseases [Internet]. 1995 [citado 28 Set 2023];20(5):1241-9. Disponível em: https://www.jstor.org/stable/4458535

195. Spink WesleyW. RELAÇÃO HOSPEDEIRO-PARASITA NA BRUCELOSE. The Lancet [Internet]. julho de 1964 [citado 28 Set 2023];284(7352):161-4. Disponível em: https://linkinghub.elsevier.com/retrieve/pii/S0140673664902284

196. first-page-pdf.pdf [Internet]. [citado 28 set 2023]. Disponível em: https://www.sciencedirect.com/sdfe/pdf/download/eid/1-s2.0-000287038390710X/first-page-pdf

197. Keshtkar-Jahromi M, Razavi SM, Gholamin S, Keshtkar-Jahromi M, Hossain M, Sajadi M. TRATAMENTO MÉDICO vs. MÉDICO E CIRÚRGICO PARA ENDOCARDITE DE BRUCELLA: UMA REVISÃO DA LITERATURA. Ann Thorac Surg. Dez 2012;94(6):2141-6.

198. Cohen PS, Maguire JH, Weinstein L. Endocardite infecciosa causada por bactérias gram-negativas: uma revisão da literatura, 1945-1977. Progress in CardiovascularDiseases [Internet]. 1980 Jan [cited 2023 Sep 28];22(4):205-42. Disponível em: https://linkinghub.elsevier.com/retrieve/pii/0033062080900109

199. Taamallah K, Hammami F, Gharsallah H, Koubaa M, Ben Jemaa M, Fehri W. Endocardite da válvula protética de Brucella: uma revisão sistemática. J SaudiHeart Assoc. 2021;33(3):198-212.

200. Tunisie_Med_2012_90_4_335_336.pdf [Internet]. [citado 28 set 2023]. Disponível em: https://applications.emro.who.int/imemrf/Tunisie_Med/Tunisie_Med_2012_90_4_335_336.pdf

201. Bayer AS, Bolger AF, Taubert KA, Wilson W, Steckelberg J, Karchmer AW, et al. Diagnóstico e tratamento da endocardite infecciosa e suas complicações. Circulation. 22 Dec 1998;98(25):2936-48.

202. Jin M, Fan Z, Gao R, Li X, Gao Z, Wang Z. Progresso da investigação sobre as complicações da Brucelose. Front Cell Infect Microbiol. 2023;13:1136674.

203. Tuncer M, Ekim H, Günes Y, Güntekin Ü. Defeito do Septo Atrial Apresentado com Endocardite por Brucella. Circulation Journal. 2008;72(12):2096-7.

204. Sabzi F, Heidari A, Faraji R. Endocardite da via de saída do ventrículo direito causada por brucelose. Jornal de Infeção e Saúde Pública [Internet]. Sep 1, 2017 [cited Sep 30, 2023];10(5):678-80. Disponível em: https://www.sciencedirect.com/science/article/pii/S1876034116301496

205. Sci-Hub | Endocardite por Brucella complicada com aneurisma micótico da artéria mesentérica superior: relato de caso | 10.1016/s0167-5273(03)00166-9 [Internet]. [cited 30 Sep 2023]. Disponível em: https://sci-hub.hkvisa.net/10.1016/s0167-5273(03)00166-9

206. Altekin RE, Karakas MS, Yanikoglu A, Ozbek SC, Akdemir B, Demirtas H, et al. Endocardite da válvula aórtica e aneurisma micótico cerebral devido a brucelose. Journal of Cardiology Cases [Internet]. 1 dez 2011 [citado 30 set 2023];4(3):e179-82. Disponível em: https://www.journalofcardiologycases.com/article/S1878-5409(11)00058- 2/fulltext

207. Raschilas F, Cordonnier C, Grasland A, Casetta A, Boussougant Y, Pouchot J, et al. Pancitopenia durante a brucelose aguda. La Revue de Médecine Interne [Internet]. 1 de janeiro de 1997 [citado 30 de setembro de 2023];18(12):972-4. Disponível em: https://www.sciencedirect.com/science/article/pii/S0248866397801178

208. Bellamine K, Riyad M, Takourt B, Farouqi B, Fellah H. DIAGNÓSTICO BIOLÓGICO DA BRUCELOSE HUMANA: COMPARAÇÃO DE DUAS TÉCNICAS DE SEROAGGLUTINAÇÃO. 2012;7.

209. Crosby E, Llosa L, Quesada MM, Carrillo P. C, Gotuzzo E. Hematologic Changes in Brucellosis. The Journal of Infectious Diseases [Internet]. 1 Sep 1984 [citado 30 Sep 2023];150(3):419-24. Disponível em: https://doi.org/10.1093/infdis/150.3.419

210. Bonaldi V, Padovani B, Chami M, Nectoux F, Grimaud A. [RMN e infecções osteoarticulares crónicas. Contribuição da sequência de inversão-recuperação com cancelamento do sinal de gordura no seguimento de osteíte crónica sob tratamento médico. A propósito de 14 casos. J Radiol. 1 de março de 1991;72(3):149-55.

211. Navarro JM, Mendoza J, Leiva J, Rodrïguez-Contreras R, De La Rosa M. A proteína C reactiva como indicador de prognóstico na brucelose aguda. Diagnostic Microbiology and Infectious Disease [Internet] maio de 1990 [citado 2 Out 2023];13(3):269-70. Disponível em: https://linkinghub.elsevier.com/retrieve/pii/0732889390900713

212. Tohmé A, Hammoud A, el Rassi B, Germanos-Haddad M, Ghayad E. [Human brucellosis. Retrospective studies of 63 cases in Lebanon]. Presse Med. 29 de setembro de 2001;30(27):1339-43.

213. Neau D, Bonnet F, Ragnaud JM, Pellegrin JL, Schaeverbeke T, Monlun E, et al. Estudo retrospetivo de 59 casos de brucelose humana na Aquitânia. Aspectos clínicos, biológicos e terapêuticos. Medicina e Doenças Infecciosas [Internet]. 1 de junho de 1997 [citado 2 Out 2023];27:638-41. Disponível em: https://www.sciencedirect.com/science/article/pii/S0399077X97802156

214. Bosilkovski M, Krteva L, Dimzova M, Kondova I. Brucelose em 418 pacientes da Península dos Balcãs: diferenças relacionadas com a exposição em manifestações clínicas, resultados de testes laboratoriais e resultados da terapia. International Journal of InfectiousDiseases [Internet]. 1 Jul 2007 [citado 2 Out 2023];11(4):342-7. Disponível em: https://www.sciencedirect.com/science/article/pii/S1201971206001895

215. Hamza F. BRUCELOSE OSTERO-ARTICULAR: ESTUDO EPIDEMIOCLÍNICO E TERAPÊUTICO [Internet]. DOUTOR EM MEDICINA; 2018. Disponível em: file:///C:/Users/H/Desktop/Faycel%20HAMZA0.pdf.

216. Sci-Hub | Brucella meningitis | 10.1016/s0163-4453(87)91952-9 [Internet]. [cited 3 Oct 2023]. Disponível em: https://sci-hub.hkvisa.net/10.1016/s0163-4453(87)91952-9

217. Al-Sous MW, Bohlega S, Al-Kawi MZ, Alwatban J, McLean DR. Neurobrucelose: Correlação Clínica e de Neuroimagem. AJNR Am J Neuroradiol [Internet]. 2004 Mar [citado 2023 Out 3];25(3):395-401. Disponível em: https://www.ncbi.nlm.nih.gov/pmc/articles/PMC8158553/

218. Sci-Hub | Neurobrucelose pediátrica: relato de caso e revisão da literatura | 10.1016/s0163-4453(98)90647-8 [Internet]. [cited 3 Oct 2023]. Disponible sur: https://sci-hub.hkvisa.net/10.1016/s0163-4453(98)90647-8

219. Godfroid J, Kasbohrer A. Brucellosis in the European Union and Norway at the turn of the twenty-first century. Vet Microbiol. 20 de dezembro de 2002;90(1-4):135-45.

220. Challoner KR, Riley KB, Larsen RA. Brucella meningitis. The American Journal of Emergency Medicine [Internet]. Jan 1990 [citado 3 Out 2023];8(1):40-2. Disponível em: https://linkinghub.elsevier.com/retrieve/pii/0735675790902939

221. KOUSSA S, TOHME A, GHAYAD E, NASNAS R, EL KALLAB K, CHEMALY R. Neurobrucelose: estudos clínicos e terapêuticos de 15 pacientes. Rev neurol (Paris). 2003;159(12):1148-55.

222. Gouider R, Samet S, Triki C, Fredj M, Gargouri A, el Bahri F, et al [Manifestações neurológicas indicativas de brucelose]. Rev Neurol (Paris). março de 1999;155(3):215-8.

223. Roux J. Biological diagnosis of brucellosis in humans. Médecine et Maladies Infectieuses [Internet]. 1 de maio de 1974 [citado 1 de outubro de 2023];4(5):259-66. Disponível em: https://www.sciencedirect.com/science/article/pii/S0399077X7480137X

224. Yagupsky P, Morata P, Colmenero JD. Diagnóstico laboratorial da brucelose humana. Clin Microbiol Rev. 18 Dez 2019;33(1):e00073-19.

225. Nawel MA. Dissertação para a obtenção do Diploma de Estudos Superiores Opção: Microbiologia.

226. Ines G, Sana B, Ahlam Z. Epidemiologia da brucelose na wilaya de Guelma [Internet]. SNV.STU; 2020 [citado 1 de outubro de 2023]. Disponível em: http://dspace.univ-guelma.dz/jspui/handle/123456789/10772

227. Turunc T, Ziya Demiroglu Y, Uncu H, Colakoglu S, Arslan H. A comparative analysis of tuberculous, brucellar and pyogenic spontaneous spondylodiscitis patients. Journal of Infection [Internet]. agosto de 2007 [citado 2 Out 2023];55(2):158-63. Disponível em: https://linkinghub.elsevier.com/retrieve/pii/S0163445307000953

228. Abid R, Smaoui O, Oueslati I, Hannachi S, Battih R, Louzir B. Neurobrucelose: uma localização invulgar da brucelose. Anais de Relatos de Casos Clínicos - Medicina Interna [Internet]. [cited 2 Oct 2023];3. Disponível em: https://www.anncaserep.com/full-text/accr-v3-id1525.php

229. Mancini P, Bottaro V, Capitani F, De Soccio G, Prosperini L, Restaino P, et al. Paralisia de Bell recorrente: resultados e correlação com comorbidades clínicas. Ata Otorhinolaryngol Ital. oct 2019;39(5):316-21.

230. Du N, Wang F. Características clínicas e resultados da endocardite por Brucella. Turk J Med Sci. 20 Dez 2016;46(6):1729-33.

231. Assya H, HAMOU Assya. Inquérito epidemiológico sobre a brucelose ao nível da wilaya de Tlemcen e criação de uma bioteca de ADN para estudo de caso-controlo. tlemcen: bibfac.univ-tlemcen.dz/snvstu; 2016.

232. Ulu-Kilic A, Metan G, Alp E. Apresentações clínicas e diagnóstico de brucelose. Recente Pat Antiinfect Drug Discov. abril de 2013;8(1): 34-41.

233. BRUCELLA [Internet]. [citado 5 out 2023]. Disponível em: http://www.microbes-edu.org/etudiant/brucella.html

234. Nielsen K. Diagnóstico da brucelose por serologia. Veterinary Microbiology [Internet]. 20 Dez 2002 [citado 2 Out 2023];90(1):447-59. Disponível em: https://www.sciencedirect.com/science/article/pii/S0378113502002298

235. Samaha H, Mohamed TR, Khoudair RM, Ashour HM. Serodiagnóstico da brucelose em bovinos e humanos no Egipto. Immunobiology. 2009;214(3):223-6.

236. Hashemi SH, Keramat F, Ranjbar M, Mamani M, Farzam A, Jamal-Omidi S. Osteoarticular complications of brucellosis in Hamedan, an endemic area in the west of Iran. International Journal of InfectiousDiseases. 1 Nov 2007;11(6):496-500.

237. Fatma G. LA BRUCELLOSE: ÉPIDÉMIO CLINIQUE DES CASES HOSPITALISÉS À L'HÔPITAL LA RABTA (2003-2017) [Internet]. DOUTOR EM MEDICINA; 2020. Disponível em: file:///C:/Users/H/Desktop/THESE%20Fatma%20GUEDDICHE%20FINALE%200.Pdf el-Desouki M. Brucelose esquelética: avaliação com cintilografia óssea.

238. Radiology [Internet]. 1991 Nov [citado 2023 Out 2];181(2):415-8. Disponível em: http://pubs.rsna.org/doi/10.1148/radiology.181.2.1924782

239. Pillot J, Kouyoumdjian S, Grangeot L. [Serodiagnóstico da brucelose humana]. Nouv Presse Med. 11 Jan 1975;04(2):105-8.

240. Catalogue-Thematique-des-Theses-2021.pdf [Internet]. [citado 3 Out 2023]. Disponível em: https://fmt.rnu.tn/wp-content/uploads/2021/11/Catalogue-Thematique-des-Theses-2021.pdf

241. Yu WL, Nielsen K. Revisão da Deteção de Brucella sp. por Reação em Cadeia da Polimerase. Croat Med J [Internet]. agosto de 2010 [citado 3 Out 2023];51(4):306-13. Disponível em: https://www.ncbi.nlm.nih.gov/pmc/articles/PMC2931435/

242. Mantecon MÂ, Gutiérrez P, Zarzosa MDP, Duenas AI, Solera J, Fernandez-Lago L, et al. Utilidade de um teste de imunocaptura-aglutinação e de um teste de imunoabsorção enzimática contra proteínas citosólicas de Brucella melitensis

B115 no diagnóstico e acompanhamento da brucelose aguda humana. Diagnostic Microbiology and InfectiousDisease [Internet]. maio de 2006 [citado 3 Out 2023];55(1):27-35. Disponível em: https://linkinghub.elsevier.com/retrieve/pii/S0732889305003391

243. MARMONIER A, B B. APLICAÇÃO DA TÉCNICA DO ENSAIO DE IMUNOABSORÇÃO ENZIMÁTICA (ELISA) AO DIAGNÓSTICO SEROLÓGICO DA BRUCELOSE HUMANA. I: AVALIAÇÃO DE ALGUNS PARÂMETROS DE REACÇÃO E APLICAÇÃO PRÁTICA. APLICAÇÃO DA TÉCNICA IMUNOENZIMÁTICA ELISA (ENZYME-LINKED-IMMUNOSORBENT-ASSAY) AO DIAGNÓSTICO SEROLÓGICO DA BRUCELOSE HUMANA I: AVALIAÇÃO DE ALGUNS PARÂMETROS DE REACÇÃO E APLICAÇÃO PRÁTICA. 1981;

244. Masson E. EM-Consulte. [cited 3 Oct 2023]. Espondilodiscite infecciosa não tuberculosa. Disponível em: https://www.em-consulte.com/article/50928/spondylodiscitis-infectious-non-tuberculous

245. Crump JA, Youssef FG, Luby SP, Wasfy MO, Rangel JM, Taalat M, et al. Estimating the Incidence of Typhoid Fever and Other Febrile Illnesses in Developing Countries. Emerg Infect Dis. maio de 2003;9(5):539-44.

246. Cash-Goldwasser S, Maze MJ, Rubach MP, Biggs HM, Stoddard RA, Sharples KJ, et al. Factores de risco para a brucelose humana no norte da Tanzânia. Am J Trop Med Hyg. fevereiro de 2018;98(2):598-606.

247. Guerrier G, Daronat JM, Morisse L, Yvon JF, Pappas G. Aspectos epidemiológicos e clínicos da infeção humana por Brucella suis na Polinésia. Epidemiol Infect. Oct 2011;139(10):1621-5.

248. Karadzinska-Bislimovska J, Minov J, Mijakoski D, Stoleski S, Todorov S. Brucellosis as an Occupational Disease in the Republic of Macedonia (A brucelose como doença profissional na República da Macedónia). Macedonian Journal of Medical Sciences [Internet]. 15 Sep 2010 [citado 3 Oct 2023];3(3):251-6. Disponível em: http://versita.metapress.com/openurl.asp?genre=article&id=doi:10.3889/MJMS.1857-5773.2010.0129

249. Masson E. EM-Consulte. [cited 21 Sep 2023]. Manifestações osteoarticulares da brucelose. Disponível em: https://www.em-consulte.com/article/8233/manifestations-osteoarticulaires-de-la-brucellose

250. Masson E. EM-Consulte. [cited 5 Oct 2023]. Diagnóstico por imagem da espondilodiscite infecciosa. Disponível em: https://www.em-consulte.com/article/25509/references/imagerie-diagnostique-de-la-spondylodiscite-infectuse

251. Gouliouris T, Aliyu SH, Brown NM. Spondylodiscitis: update on diagnosis and management. Journal of Antimicrobial Chemotherapy [Internet]. 1 Nov 2010 [citado 3 Out 2023];65(Supplement 3):iii11-24. Disponível em: https://academic.oup.com/jac/article-lookup/doi/10.1093/jac/dkq303

252. Stabler A, Reiser MF. Imagiologia da infeção da coluna vertebral. Radiol Clin North Am. Jan 2001;39(1):115-35.

253. Arkun R, Mete BD. Musculoskeletal brucellosis. SeminMusculoskeletRadiol. Nov 2011;15(5):470-9.

254. J.-J. Dubost JJD. EM-Consulte. [cited 5 Oct 2023]. Espondilodiscite infecciosa não tuberculosa. Disponível em: https://www.em-consulte.com/article/50928/spondylodiscitis-infectious-non-tuberculous.

255. Abid H, Chaabouni S, Frikha F, Toumi N, Souissi B, Lahiani D, et al. Contribuição da imagiologia para o diagnóstico da sacroiliíte infecciosa: um relatório de caso de 19 doentes. Pan Afr Med J [Internet]. 2014 Mar 6 [cited 2023 Oct 5];17:171. Disponível em: https://www.ncbi.nlm.nih.gov/pmc/articles/PMC4119445/

256. 1576619899.pdf [Internet]. [citado 5 out 2023]. Disponível em: https://www.infectiologie.org.tn/pdf_ppt_docs/recommandations/1576619899.p df

257. LECOUVET F, BOSMANS S, MALGHEM J, COSNARD G. Infecções discovertebrais, epidurais e subdurais. Feuillradiol. 2008;48(2):75-94.

258. Gorgülü A, Albayrak BS, Gorgülü E, Tural O, Karaaslan T, Oyar O, et al. Spinal epidural abscess due to Brucella. Surg Neurol. agosto de 2006;66(2):141-6; discussão 146-147.

259. 10-ben_taarit-ben_maiz-.pdf [Internet]. [citado 5 Out 2023]. Disponível em: http://actaorthopaedica.be/assets/33/10-ben_taarit-ben_maiz-.pdf

260. Lim KB, Kwak YG, Kim DY, Kim YS, Kim JA. Dor nas costas secundária à espondilite por Brucella na região lombar. Ann Rehabil Med [Internet]. Abr 2012 [citado 5 Out 2023];36(2):282-6. Disponível em: https://www.ncbi.nlm.nih.gov/pmc/articles/PMC3358688/

261. N. Sem * NS*. EM-Consulte. [cited 5 Oct 2023]. Infection du rachis - Spondylodiscites. Disponível em: https://www.em-consulte.com/article/733581/infection-du-rachis-n-spondylodiscites

262. J D Colmenero JDC. Sci-Hub | Pyogenic sacroiliitis a comparison between paediatric and adult patients | 10.1093/rheumatology/kem201 [Internet]. [cited 5 Oct 2023]. Disponível em: https://sci-hub.hkvisa.net/10.1093/rheumatology/kem201

263. Marion Hermet. Sci-Hub | Infectioussacroiliitis: aretrospective, multicentre study of 39 adults | 10.1186/1471-2334-12-305 [Internet]. [cited 5 Oct 2023]. Disponible sur: https://sci-hub.hkvisa.net/10.1186/1471-2334-12-305

264. Sci-Hub | Septicsacroiliitis | 10.1016/s0049-0172(96)80010-2 [Internet]. [cited 5 Oct 2023]. Disponível em: https://sci-hub.hkvisa.net/10.1016/s0049-0172(96)80010-2

265. Joshi KB, Brinker RA. Diagnóstico por agulha fina na osteomielite lombar. SkeletalRadiol. 1983,10(3).173-5.

266. F. Loubes-Lacroix FLL. EM-Consulte. [cited 5 Oct 2023]. Diagnóstico por imagem da espondilodiscite infecciosa. Disponível em: https://www.em-consulte.com/article/25509/references/imagerie-diagnostique-de-la-spondylodiscite-infectuse

267. Marti'nez-Chamorro E, Munoz A, Esparza J, Munoz MJ, Giangaspro E. Focal cerebral involvement by neurobrucellosis: pathological and MRI findings. Eur J Radiol. Jul 2002;43(1):28-30.

268. Sci-Hub | Abscesso solitário extra-axial da fossa posterior devido a neurobrucelose | 10.1016/s0967-5868(03)00152-8 [Internet]. [cited 5 Oct 2023]. Disponible sur: https://sci-hub.hkvisa.net/10.1016/s0967-5868(03)00152-8

269. Sci-Hub | Um caso invulgar de rutura de aneurisma da artéria cerebral anterior distal associado a brucelose | 10.1016/j.jinf.2004.08.029 [Internet]. [cited 5 Oct 2023]. Disponível em: https://sci-

hub.hkvisa.net/10.1016/j.jinf.2004.08.029

270. Al-Deeb S, Madkour MM. Capítulo 13 - Neurobrucelose. In: Madkour MM, editor. Brucellosis [Internet]. Butterworth-Heinemann; 1989 [citado 27 Set 2023]. p. 160-79. Disponível em: https://www.sciencedirect.com/science/article/pii/B9780723609414500201

271. Sci-Hub | Síndromes neurológicas da brucelose. 10.1136/jnnp.51.8.1017 [Internet]. [cited 5 Oct 2023]. Disponível em: https://sci-

272. hub.hkvisa.net/10.1136/jnnp.51.8.1017

273. A. Awada AA. EM-Consulte. [cited 5 Oct 2023]. Paraparesia progressiva e surdez com leucoencefalopatia revelando neurobrucelose crónica. Disponível em: https://www.em- consulte.com/article/281967/figures/paraparesis-and-progressive-deafness-with-leukoencephalopathy-revealing-chronic-neurobrucellosis.

274. Dahouk SA, Schneider T, Jansen A, Nockler K, Tomaso H, Hagen RM, et al. Brucella endocarditis in prosthetic valves. Can J Cardiol [Internet]. 2006 Sep [cited 2023 Oct 5];22(11):971-4. Disponível em: https://www.ncbi.nlm.nih.gov/pmc/articles/PMC2570246/

275. Lang R, Dagan R, Potasman I, Einhorn M, Raz R. Failure of Ceftriaxone in the Treatment of Acute Brucellosis. ClinicalInfectiousDiseases [Internet]. 1 Feb 1992 [citado 8 Oct 2023];14(2):506-9. Disponível em: https://academic.oup.com/cid/article-lookup/doi/10.1093/clinids/14.2.506

276. Najwa Khuri-Bulos NKB. Sci-Hub | Recaída de brucelose após terapia com ofloxacina | 10.1016/s0163-4453(05)80021-0 [Internet]. [cited 8 Oct 2023]. Disponible sur: https://sci-hub.hkvisa.net/10.1016/s0163-4453(05)80021-0

277. Acocella G, Bertrand A, Beytout J, Durrande JB, Rodriguez JAG, Kosmidis J, et al. Comparação de três regimes diferentes no tratamento da brucelose aguda: um estudo multicêntrico multinacional. J AntimicrobChemother [Internet]. 1989 [citado 8 Out 2023];23(3):433-9. Disponível em: https://academic.oup.com/jac/article-lookup/doi/10.1093/jac/23.3.433

278. Ariza J, Gudiol F, Pallares R, Viladrich PF, Rufi G, Corredoira J, et al. Treatment of Human Brucellosis with Doxycycline plus Rifampin or Doxycycline plus Streptomycin: A Randomized, Double-Blind Study [Tratamento da Brucelose Humana com Doxiciclina mais Rifampina ou Doxiciclina mais Estreptomicina: Um Estudo Aleatório, Duplamente Cego]. Ann Intern Med [Internet]. 1 Jul 1992 [cited 8 Oct 2023];117(1):25-30. Disponible sur: https://www.acpjournals.org/doi/10.7326/0003-4819-117-1-25

279. Bruno Arcos-Lahuerta BAL. EM-Consult. [cited 23 Sep 2023]. Manifestações osteoarticulares da brucelose. Disponível em: https://www.em-consulte.com/article/8233/manifestations-osteoarticulaires-de-la-brucellose brucellose.pdf [Internet]. [citado 7 set 2023]. Disponível em: http://medecinetropicale.free.fr/cours/brucellose.pdf

280. Maurin M, Raoult D. Tratamento ótimo da infeção intracelular. Drogas [Internet]. 1 Jul 1996 [citado 8 Out 2023];52(1):45-59. Disponible sur: https://doi.org/10.2165/00003495-199652010-00004

281. Ranjbar M. Treatment of Brucellosis (Tratamento da Brucelose). In: Actualizações sobre Brucelose [Internet]. IntechOpen; 2015 [cited 12 Oct 2023]. Disponível em: https://www.intechopen.com/chapters/48725

282. Fantinato C, Garin-Bastuji B, Jacquier H, Raskine L, Delcey V, Albert D, et al. Infecções recorrentes por Brucella melitensis num doente de origem turca. Option/Bio [Internet]. 1 Sep 2011 [citado 8 Oct 2023];22(459):17-9. Disponível em: https://www.sciencedirect.com/science/article/pii/S099259451170839X

283. Brucellosis JFEC on, Organization WH, Nations F and AO of the U. Joint FAO/WHO Expert Committee on Brucellosis [reunião realizada em Genebra de 3 a 9 de dezembro de 1963]: quarto relatório [Internet]. Organização Mundial de Saúde; 1964 [citado 8 Out 2023]. Disponível em: https://iris.who.int/handle/10665/40605

284. Yousefi-Nooraie R, Mortaz-Hejri S, Mehrani M, Sadeghipour P. Antibióticos para o tratamento da brucelose humana. Cochrane Database Syst Rev. 17 de outubro de 2012;2012(10):CD007179.

285. Brucelose JFEC on, Organização WH. Comité Misto FAO/OMS de Peritos em Brucelose [reunião realizada em Genebra de 12 a 19 de novembro de 1985]: sexto relatório [Internet]. Organização Mundial de Saúde; 1986 [citado 8 Out 2023]. Disponível em: https://iris.who.int/handle/10665/40202

286. Smith CC. Treatment of Human Brucellosis [Tratamento da Brucelose Humana]. Scott Med J [Internet]. julho de 1976 [citado 8 Out 2023];21(3):132-3. Disponible sur: http://journals.sagepub.com/doi/10.1177/003693307602100313

287. Skalsky K, Yahav D, Bishara J, Pitlik S, Leibovici L, Paul M. Treatment of human brucellosis: systematic review and meta-analysis of randomised controlled trials. BMJ [Internet]. 29 de março de 2008 [citado 12 Out2023];336(7646):701-4. Disponível em: https://www.bmj.com/lookup/doi/10.1136/bmj.39497.500903.25

288. GLOWACKA P, ZAKOWSKA D, NAYLOR K, NIEMCEWICZ M, BIELAWSKA-DROZD A. Brucella - Factores de Virulência, Patogénese e Tratamento. Pol J Microbiol [Internet]. junho de 2018 [citado 12 Out 2023];67(2):151-61. Disponível em: https://www.ncbi.nlm.nih.gov/pmc/articles/PMC7256693/

289. Agalar C, Usubutun S, Turkyilmaz R. Ciprofloxacin and Rifampicin Versus Doxycycline and Rifampicin in the Treatment of Brucellosis. European Journal of Clinical Microbiology & Infectious Diseases [Internet]. 2 Sep 1999 [cited 8 Oct 2023];18(8):535-8. Disponible sur: http://link.springer.com/10.1007/s100960050344

290. Akova M, Uzun O, Akalin HE, Hayran M, Unal S, Gür D. Quinolones in treatment of human brucellosis: comparative trial of of ofloxacin-rifampin versus doxycycline-rifampin. Antimicrob Agents Chemother [Internet]. 1993 Sep [cited 2023 Oct 8];37(9):1831-4. Disponível em: https://journals.asm.org/doi/10.1128/AAC.37.9.1831

291. Solera J, Rodrîguez-Zapata M, Geijo P, Largo J, Paulino J, Saez L, et al. Doxiciclina-rifampina versus doxiciclina-estreptomicina no tratamento da brucelose humana devida a Brucella melitensis. Grupo GECMEI. Grupo de Estudo de Castilla-la Mancha de EnfermedadesInfecciosas. Antimicrob Agents Chemother [Internet]. Sep 1995 [citado 3 Jan 2023];39(9):2061-7. Disponível em: https://journals.asm.org/doi/10.1128/AAC.39.9.2061

292. Hasanain A, Mahdy R, Mohamed A, Ali M. Um estudo randomizado e comparativo da terapia dupla (doxiciclina-rifampicina) versus terapia tripla (doxiciclina- rifampicina-levofloxacina) para o tratamento da brucelose aguda/subaguda. Braz J Infect Dis [Internet]. 1 maio 2016 [citado 8 out 2023];20(3):250-4. Disponível em: http://www.bjid.org.br/en-a-randomized-comparative-study-dual-articulo- S1413867016300460

293. Ranjbar M, Keramat F, Mamani M, Kia AR, Khalilian F o-sadad, Hashemi SH, et al. Comparação entre os regimes de doxiciclina-rifampicina-amicacina e doxiciclina- rifampicina no tratamento da brucelose. International Journal of InfectiousDiseases [Internet]. 1 de março de 2007 [citado 8 Out 2023];11(2):152-6. Disponível em: https://www.ijidonline.com/article/S1201-9712(06)00062-2/fulltext

294. SoKs Garda del Pozo J, Solera J. Revisão sistemática e meta-análise de ensaios clínicos aleatórios no tratamento da brucelose humana. PLoS One. 2012;7(2):e32090.

295. Alavi SM, Alavi L. Tratamento da brucelose: uma revisão sistemática dos estudos efectuados nos últimos vinte anos. Caspian J Intern Med. 2013;4(2):636-41.

296. Karabay O, Sencan I, Kayas D, §ahin I. Ofloxacin plus Rifampicin versus Doxycycline plus Rifampicin in the treatment of brucellosis: a randomized clinical trial

[ISRCTN11871179]. BMC InfectiousDiseases [Internet]. 23 de junho de 2004 [citado 8 Out 2023];4(1):18. Disponível em: https://doi.org/10.1186/1471-2334-4-18

297. Molins A, Montalban J, Codina A. Parkinsonismo na neurobrucelose. Journal of Neurology, Neurosurgery&Psychiatry [Internet]. 1 dez 1987 [citado 8 out 2023];50(12):1707-8. Disponível em: https://jnnp.bmj.com/lookup/doi/10.1136/jnnp.50.12.1707-a

298. ROLAIN JM, MAURIN M. Le traitement des brucelloses. Antibiotiques (Paris). 2000;2(2):101-9.

299. Sci-Hub | Tratamento da brucelose humana com doxiciclina e gentamicina. 10.1128/aac.41.1.80 [Internet]. [citado 8 out 2023]. Disponível em: https://sci-hub.hkvisa.net/10.1128/aac.41.1.80

300. Sci-Hub | Eficácia da Gentamicina mais Doxiciclina versus Estreptomicina mais Doxiciclina no Tratamento da Brucelose em Humanos | 10.1086/501359 [Internet]. [cited 8 Oct 2023]. Disponível em: https://sci- hub.hkvisa.net/10.1086/501359

301. Spinal brucellosis | Bone & Joint [Internet]. [cited 8 Oct 2023]. Disponible sur: https://boneandjoint.org.uk/article/10.1302/0301-620X.67B3.3997939

302. Pappas G, Seitaridis S, Akritidis N, Tsianos E. Treatment of brucella spondylitis: lessons from an impossible meta-analysis and initial report of efficacy of a fluoroquinolone-containing regimen. International Journal of Antimicrobial Agents [Internet]. Nov 2004 [citado 8 Out 2023];24(5):502-7. Disponível em: https://linkinghub.elsevier.com/retrieve/pii/S092485790400216X

303. Greenberg RN, Kennedy DJ, Reilly PM, Luppen KL, Weinandt WJ, Bollinger MR, et al. Treatment of bone, joint, and soft-tissue infections with oral ciprofloxacin. Antimicrob Agents Chemother [Internet]. Feb 1987 [cited 8 Oct 2023];31(2):151-5. Disponível em: https://journals.asm.org/doi/10.1128/AAC.31.2.151

304. Greenberg RN, Newman MT, Shariaty S, Pectol RW. Ciprofloxacin, Lomefloxacin, or Levofloxacin as Treatment for Chronic Osteomyelitis. Antimicrob Agents Chemother [Internet]. Jan 2000 [citado 8 Out 2023];44(1):164-6. Disponível em: https://journals.asm.org/doi/10.1128/AAC.44.1.164-166.2000

305. Rissing JP. Antimicrobial Therapy for Chronic Osteomyelitis in Adults: Role of the Quinolones [Terapia Antimicrobiana para Osteomielite Crónica em Adultos: Papel das Quinolonas]. CLIN INFECT DIS [Internet]. Dez 1997 [citado 8 Out 2023];25(6):1327-33. Disponível em: https://academic.oup.com/cid/article-lookup/doi/10.1086/516150

306. Solera J, Martinez-Alfaro E, Espinosa A. Reconhecimento e tratamento ótimo da brucelose: medicamentos [Internet]. Fev 1997 [citado 23 Jan 2023];53(2):245-56. Disponible sur: http://link.springer.com/10.2165/00003495-199753020-00005

307. Solera J, Rodrîguez-Zapata M, Geijo P, Largo J, Paulino J, Saez L, et al. Doxiciclina-rifampina versus doxiciclina-estreptomicina no tratamento da brucelose humana devida a Brucella melitensis. Grupo GECMEI. Grupo de Estudo de Castilla-la Mancha de EnfermedadesInfecciosas. Antimicrob Agents Chemother. setembro de 1995;39(9):2061-7.

308. Solera J, Paulino J, Rodrïguez-Zapata M, Medrano F, Geijo P, Jiménez F, et al [Sacroiliíte brucelar. Revisão pormenorizada com análise da eficácia do tratamento. Rev Clin Esp. 1 de junho de 1992;191(1):13-8.

309. Luna-Martinez JE, Mej^a-Teran C. Brucellosis in Mexico: current status and trends. Vet Microbiol. 20 de dezembro de 2002;90(1-4):19-30.

310. O. Heinzlef E. EM-Consulte. [cited 8 Oct 2023]. Mielopatias agudas. Disponível em: https://www.em-consulte.com/article/36507/myelopathies- acute

311. Legrand E, Massin P, Levasseur R, Hoppé E, Chappard D, Audran M. Estratégia de diagnóstico e princípios terapêuticos na espondilodiscite bacteriana infecciosa Revue du Rhumatisme [Internet]. 1 Abr 2006 [citado 8 Out 2023];73(4):373-9. Disponível em: https://www.sciencedirect.com/science/article/pii/S1169833006000767

312. Faria F, Viegas F. Brucelose espinal: uma experiência pessoal de nove doentes e uma revisão da literatura. Spinal Cord [Internet]. maio de 1995 [citado 8 Out 2023];33(5):294-5. Disponível em: https://www.nature.com/articles/sc199566

313. Ugarriza LF, Porras LF, Lorenzana LM, Rodrîguez-Sanchez JA, Garœ-Yagüe LM, Cabezudo JM. Abscessos epidurais espinhais brucelares. Análise de onze casos. British Journal of Neurosurgery [Internet]. Jan 2005 [citado 8 Out 2023];19(3):235-40. Disponible sur: http://www.tandfonline.com/doi/full/10.1080/02688690500204949

314. Chelli Bouaziz M, Ladeb MF, Chakroun M, Chaabane S. Brucelose da coluna vertebral: uma revisão. SkeletalRadiol [Internet]. 2008 Sep [citado 2008 Oct 8];37(9): 785-90. Disponible sur: http://link.springer.com/10.1007/s00256-007-0371-x

315. Ribeira T, Veiros I, Nunes R, Martins L. Experiência de Cinco Anos de um Serviço de Reabilitação. Ata Med Port.

316. 1.pdf [Internet]. [citado 8 Out 2023]. Disponível em: https://www.sims-asso.org/uploads/pdfs/monographies/10/1.pdf

317. Ariza J, Gudiol F, Valverde J, Pallares R, Fernandez-Viladrich P, Rufi G, et al. Brucellar Spondylitis: A Detailed Analysis Based on Current Findings. Clinical Infectious Diseases [Internet]. 1985 Sep 1 [cited 2023 Oct 8];7(5):656-64. Disponível em: https://academic.oup.com/cid/article-lookup/doi/10.1093/clinids/7.5.656

318. al-Sibai MB, Halim MA, el-Shaker MM, Khan BA, Qadri SM. Eficácia da ciprofloxacina no tratamento de infecções por Brucella melitensis. Antimicrob Agents Chemother [Internet]. 1992 Jan [citado 2023 Out 8];36(1):150-2. Disponível em: https://www.ncbi.nlm.nih.gov/pmc/articles/PMC189243/

319. Pappas G, Christou L, Akritidis N, Tsianos EV. Quinolones for brucellosis: treating old diseases with new drugs. Clinical Microbiology and Infection [Internet]. Sep 2006 [cited 8 Oct 2023];12(9):823-5. Disponível em: https://linkinghub.elsevier.com/retrieve/pii/S1198743X14642993

320. Al-Orainey IO, Laajam MA, Al-Aska AK, Rajapakse CN. Brucella meningitis. J Infect. março de 1987; 14(2):141-5.

321. Pascual J, Combarros O, Polo JM, Berciano J. Brucelose localizada no SNC: relato de 7 casos. Ata Neurologica Scandinavica. outubro de 1988;78(4):282-9.

322. Karsen H, Tekin Koruk S, Duygu F, Yapici K, Kati M. Revisão de 17 casos de neurobrucelose: manifestações clínicas, diagnóstico e tratamento. Arch Iran Med. agosto de 2012;15(8):491-4.

323. Ceran N, Turkoglu R, Erdem I, Inan A, Engin D, Tireli H, et al. Neurobrucelose: características clínicas, de diagnóstico, terapêuticas e resultados. Apresentações clínicas incomuns em uma região endêmica. Braz J Infect Dis. 2011;15(1):52-9.

324. Sci-Hub | Modelo multivariado para previsão de recaída na brucelose humana | 10.1016/s0163-4453(98)93342-4 [Internet]. [cited 8 Oct 2023]. Disponible sur: https://sci-hub.hkvisa.net/10.1016/s0163-4453(98)93342-4

325. jjBodur H, Erbay A, Akinci E, C olpan A, C evik MA, Balaban N. Neurobrucellosis in an Endemic Area of Brucellosis. Scandinavian Journal of InfectiousDiseases [Internet]. Fev 2003 [citado 8 Out 2023];35(2):94-7. Disponible sur: http://www.tandfonline.com/doi/full/10.1080/0036554021000027000

326. Sci-Hub | Envolvimento das orelhas na brucelose humana

10.1017/s0022215100096705 [Internet]. [cited 8 Oct 2023]. Disponible sur: https://sci-hub.hkvisa.net/10.1017/s0022215100096705

327. McLean DR, Russell N, Khan MY. Neurobrucelose: Características clínicas e terapêuticas. Doenças Infecciosas Clínicas. 1 de outubro de 1992;15(4):582-90.

328. Mills SA. Surgical Management of Infective Endocarditis: Annals of Surgery [Internet]. Abr 1982 [cited 8 Oct 2023];195(4):367-83. Disponible sur: http://journals.lww.com/00000658-198204000-00001

329. Sci-Hub | Surgicaltreatment of brucella endocarditis | 10.1016/s0003-4975(00)02663-1 [Internet]. [citado 8 out 2023]. Disponível em: https://sci-hub.hkvisa.net/10.1016/s0003-4975(00)02663-1

330. Sunar H, Duran E. Vegetectomia na endocardite por brucelose. The Annals of Thoracic Surgery [Internet]. 1 de junho de 2002 [citado 9 de outubro de 2023];73(6):2036. Disponível em: https://www.annalsthoracicsurgery.org/article/S0003- 4975(02)03442-2/fulltext

331. Caldarera I, Albanese S, Piovaccari G, Ferlito M, Galli R, Squadrini F, et al [Endocardite por Brucella: papel do tratamento medicamentoso associado à cirurgia]. Cardiologia. maio de 1996;41(5):465-7.

332. Hadjinikolaou L, Triposkiadis F, Zairis M, Chlapoutakis E, Spyrou P. O tratamento bem sucedido da endocardite por Brucellamellitensis com uma abordagem médica e cirúrgica combinada. European Journal of Cardio-Thoracic Surgery [Internet]. junho de 2001 [citado 9 Out 2023];19(6):806-10. Disponível em: https://academic.oup.com/ejcts/article-lookup/doi/10.1016/S1010-7940(01)00696-0

333. Lahdhili H, Ziadi M, Abdelmoulah S, Bey M, Ben Youssef A, Chenik S, et al [Brucella endocarditis of native valves. Report of 3 cases]. Tunis Med. Out 2001;79(10):540-3.

334. Leandro J. Endocardite por Brucella da válvula aórtica. European Journal of Cardio-Thoracic Surgery [Internet]. 1998 Jan [citado 2023 Out 9];13(1):95-7. Disponível em: https://academic.oup.com/ejcts/article- lookup/doi/10.1016/S1010-7940(97)00296-0

335. Uddin MJ, Sanyal SC, Mustafa AS, Mokaddas EM, Salama AL, Cherian G, et al. O papel da terapia médica agressiva juntamente com a intervenção cirúrgica precoce na cura da endocardite por Brucella. Ann Thorac Cardiovasc Surg. agosto de 1998;4(4):209-13.

336. Ozkokeli M, Sensoz Y, Kayacioglu I, Akcar M, Erdem I, Gercekoglu H, et al. Treatment of Brucella Endocarditis: Our Surgical Experience with 6 Patients. The Heart Surgery Forum [Internet]. 7 Jul 2005 [citado 9 Out 2023];8(4):E262-5. Disponível em: https://journal.hsforum.com/index.php/HSF/article/view/323

337. Ozsoyler i, Yilik L, Bozok §, El S, Emrecan B, Biçeroglu S, et al. Endocardite por Brucella: A Importância do Tempo Cirúrgico Após o Tratamento Médico (Cinco Casos). Progress in Cardiovascular Diseases [Internet]. 1 Jan 2005 [citado 9 Out 2023];47(4):226-9. Disponível em: https://www.sciencedirect.com/science/article/pii/S0033062004000799

338. Murdaca G, Colombo BM, Caiti M, Cagnati P, Massa G, Puppo F. Remissão da endocardite por brucelose num doente com prótese mecânica da válvula mitral apenas com antibioterapia: relato de um caso. International Journal of Cardiology [Internet]. abril 2007 [citado 9 Out 2023];117(1):e35-6. Disponível em: https://linkinghub.elsevier.com/retrieve/pii/S0167527307000423

339. Jia B, Zhang F, Pang P, Zhang T, Zheng R, Zhang W, et al. Endocardite por Brucella: Características clínicas e resultados do tratamento de 10 casos de Xinjiang, China. Journal of Infection [Internet]. maio de 2017 [citado 9 Out 2023];74(5):512-4. Disponível em: https://linkinghub.elsevier.com/retrieve/pii/S0163445317300300

340. Raju, I. Tammi R I Ta. Sci-Hub | Endocardite por Brucella - Uma série de cinco relatos de casos | 10.1016/j.ihj.2012.12.017 [Internet]. [cited 9 Oct 2023]. Disponível em: https://sci-hub.hkvisa.net/10.1016/j.ihj.2012.12.017

341. Al-Harthi SS. O padrão de morbidade e mortalidade da endocardite por Brucella. International Journal of Cardiology [Internet]. Dez 1989 [citado 9 Out 2023];25(3):321-4. Disponível em: https://linkinghub.elsevier.com/retrieve/pii/0167527389902222

342. Naoki Kawakami NK. Sci-Hub | Chronic Brucellosis in Japan | 10.2169/internalmedicine.2961-19 [Internet]. [cited 9 Oct 2023]. Disponível em: https://sci-hub.hkvisa.net/10.2169/internalmedicine.2961-19

343. Salehi M, Farbod F, Khalili H, Rahmani H, Jafari S, Abbasi A. Comparação da eficácia e segurança da rifampicina em dose elevada e em dose normal no tratamento da brucelose: um ensaio clínico aleatório. Journal of Antimicrobial Chemotherapy [Internet]. 4 Abr 2023 [citado 9 Out 2023];78(4):1084-91. Disponível em: https://doi.org/10.1093/jac/dkad051

344. 4ª Reunião Internacional sobre o controlo das doenças zoonóticas negligenciadas [Internet]. [citado 10 Out 2023]. Disponível em: https://www.who.int/news/item/24-11-2014-4th-international-meeting-on-the-control-of-neglected-zoonotic-diseases

345. Brucelose no homem e nos animais [Internet]. [citado 10 Out 2023]. Disponível em: https://www.who.int/publications-detail-redirect/9789241547130

346. Pappas G, Papadimitriou P, Akritidis N, Christou L, Tsianos EV. O novo mapa global da brucelose humana. The Lancet Infectious Diseases. 1 de fevereiro de 2006;6(2):91-9.

347. Franco MP, Mulder M, Gilman RH, Smits HL. Brucelose humana. The Lancet InfectiousDiseases [Internet]. 1 Dez 2007 [citado 11 Out 2023];7(12):775-86.

348. Disponível em: https://www.thelancet.com/journals/laninf/article/PIIS1473-3099(07)70286-4/fulltext Gr HT. Programas de prevenção e controlo da brucelose em humanos e animais.

349. Adone R, Pasquali P. Epidemiosurveillance of brucellosis. Rev Sci Tech [Internet]. 1 Abr 2013 [citado 10 Out 2023];32(1):199-205. Disponível em: https://doi.org/10.20506/rst.32.1.2202

350. Maurin M. Brucellosis at the dawn of the 21st century. Médecine et Maladies Infectieuses [Internet]. Jan 2005 [citado 3 Jan 2023];35(1):6-16. Disponível em: https://linkinghub.elsevier.com/retrieve/pii/S0399077X04002574

351. Aubrun F. RFE GERIATRIA / FRACTURA CERVICAL:4.

352. Notícias do terreno. Am J Public Health Nations Health. abril de 1951;41(4):488-XLI.

353. Valette L. Profilaxia médica da brucelose animal. Revue d'élevage et de médecine vétérinaire des pays tropicaux [Internet]. 1 Abr 1987 [citado 10 Out 2023];40(4):351-64. Disponível em: https://revues.cirad.fr/index.php/REMVT/article/view/8625

354. Marmonier A. Estudo epidemiológico e profilático da brucelose animal e humana numa comuna rural do Trièves: interesse da reação de imunofluorescência. 1974;

355. Garin-Bastuji M, Benzerrak M, Laval M. BODIN M. BERTAGNOLI.

356. Blasco JM, Diaz R. Brucella melitensis Rev-1 vaccine as a cause of human brucellosis. The Lancet [Internet]. 1993 Sep [cited 2023 Oct 10];342(8874):805. Disponível em: https://linkinghub.elsevier.com/retrieve/pii/0140673693915713

357. Brucella abortus Cyclic p-1,2-Glucan Mutants Have Reduced Virulence in Mice and Are Defective in Intracellular Replication in HeLa Cells | Infection and Immunity [Internet]. [cited 10 Oct 2023]. Disponível em: https://journals.asm.org/doi/full/10.1128/iai.69.7.4528-4535.2001

358. Sangari FJ, Grille MJ, De BagüésMariaPJ, Gonzalez-Carrero MI, Garœ-Lobo JM, Blasco JoséM, et al. O defeito no metabolismo do eritritol da estirpe vacinal Brucella abortus B19 não está relacionado com a sua virulência atenuada em ratinhos. Vaccine [Internet]. 1 Out 1998 [citado 10 Out 2023];16(17):1640-5. Disponível em: https://www.sciencedirect.com/science/article/pii/S0264410X98000632

359. Sangari FJ, Garœ-Lobo JM, Agüero J. A estirpe vacinal B19 de Brucella abortus é portadora de uma deleção nos genes catabólicos do eritritol. FEMS MicrobiologyLetters [Internet]. 1 Sep 1994 [cited 10 Oct 2023];121(3):337-42. Disponible sur: https://doi.org/10.1111/j.1574-6968.1994.tb07123.x

360. Sangari F, Agüero J. Bases moleculares da patogenicidade da Brucella: uma atualização. Microbiologi'a (Madrid, Espanha). 1 de julho de 1996;12:207-18.

361. Lounes N. History of screening and prophylaxis for bovine brucellosis in Algeria (História do rastreio e da profilaxia da brucelose bovina na Argélia). 2009.

362. Brucellosis JFEC on, Organization WH, Nations F and AO of the U. Joint FAO/WHO Expert Committee on Brucellosis [realizado em Genebra, 29 de junho-6 de julho de 1970]: quinto relatório [Internet]. Organização Mundial de Saúde; 1971 [citado 11 Out 2023]. Disponível em: https://iris.who.int/handle/10665/38126

363. Benkirane A. [Vigilância epidemiológica e prevenção da brucelose dos ruminantes: o exemplo da região do Norte de África e do Próximo Oriente]. Revue scientifique et technique (Gabinete Internacional das Epizootias). 1 Jan 2002;20:757-67.

364. Capítulo 8 VIGILÂNCIA DA BRUCELOSE OVINA E CAPRINA (exceto infeção por Brucella ovis) [Internet]. [cited 11 Oct 2023]. Disponível em: https://www.fao.org/3/Y4723E/y4723e0a.htm

365. Avila-Granados LM, Garcia-Gonzalez DG, Zambrano-Varon JL, Arenas-Gamboa AM. Brucelose na Colômbia: situação atual e desafios no controlo de uma doença endémica. Fronteiras em Ciências Veterinárias [Internet]. 2019 [citado 10 out 2023];6. Disponível em: https://www.frontiersin.org/articles/10.3389/fvets.2019.00321

366. Khurana SK, Sehrawat A, Tiwari R, Prasad M, Gulati B, Shabbir MZ, et al. Bovine brucellosis - a comprehensiveview. Vet Q [Internet]. [citado 10 Out 2023];41(1):61-88. Disponível em: https://www.ncbi.nlm.nih.gov/pmc/articles/PMC7833053/

367. Zinsstag J, Roth F, Orkhon D, Chimed-Ochir G, Nansalmaa M, Kolar J, et al. Um modelo de transmissão da brucelose animal-humana na Mongólia. Preventive Veterinary Medicine [Internet]. junho de 2005 [citado 10 Out 2023];69(1-2):77-95. Disponível em: https://linkinghub.elsevier.com/retrieve/pii/S0167587705000577

368. Em busca de uma vacina combinada contra a brucelose e a tuberculose para bovinos [Internet]. [citado 10 out 2023]. Disponível em: https://www.scielo.cl/scielo.php?script=sci_arttext&pid=S0719-81322021000100001

369. Proces verba sa.pdf [Internet]. [citado 10 out 2023]. Disponível em: http://www.iresa.agrinet.tn/pdfs/Proces%20verba%20sa.pdf

370. °Décret n 2009-2200 fixant la nomenclature des maladies animales réglementées et édictant les mesures générales applicables à ces maladies | FAOLEX [Internet]. [citado 10 Out 2023]. Disponível em: https://www.fao.org/faolex/results/details/fr/c/LEX-FAOC093176/

371. B. Lopes L, Nicolino R, P. A. Haddad J. Brucelose - Factores de Risco e Prevalência: Uma Revisão. Revista Aberta de Ciências Veterinárias [Internet]. 2010 [cited 10 Oct 2023];4(1). Disponível em: https://benthamopen.com/ABSTRACT/TOVSJ-4-72

372. index.pdf [Internet]. [citado 10 Out 2023]. Disponível em: http://www.pasteur.tn/index.php?option=com_docman&task=doc_view&gid=880&tmpl=component&format=raw&Itemid=

373. hichem. IPT SEMINAR (9 Feb 2023) Brucellosis: a reemerging health risk [Internet]. [citado 10 out 2023]. Disponível em: http://www.pasteur.tn/index.php?option=com_content&view=article&id=882:seminaire-de-lipt-9-fevrier-2023-la-brucellose--un-risque-sanitaire-re-emergent&catid=41:actualites&Itemid=147

Índice

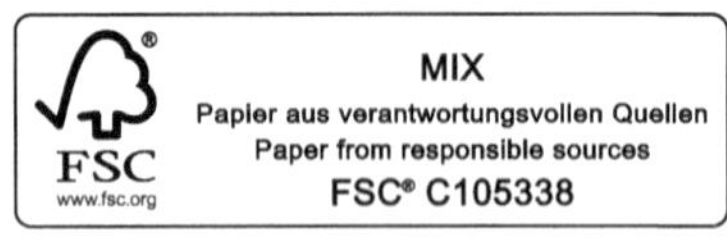

Printed by Books on Demand GmbH, Norderstedt / Germany